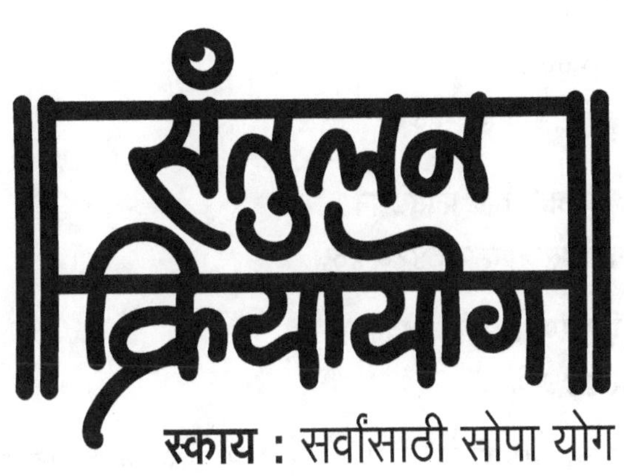

संतुलन क्रियायोग

स्काय : सर्वांसाठी सोपा योग

श्रीगुरू डॉ. बालाजी तांबे

संतुलन क्रियायोग

प्रथमावृत्ती : २००८

नववी आवृत्ती : ऑगस्ट, २०२४

प्रकाशक : बालाजी तांबे फाउंडेशन,
आत्मसंतुलन व्हिलेज, कार्ला ४१० ४०५

निर्मिती व वितरण : सकाळ प्रकाशन
५९५ बुधवार पेठ, पुणे

योग प्रात्यक्षिक छायाचित्रे : सुनील तांबे, याना रोझनहागन, प्रीती रुटकॉफ्सकी

फोटोग्राफी : सुनील तांबे, नीरव मिस्त्री

अक्षरजुळणी : विजया कोल्हे

मांडणी : मधुमिता शिंदे

मुद्रणस्थळ : विकास प्रिंटिंग अॅण्ड बॅरिअर्स प्रा. लि.
प्लॉट नं. ३२, एमआयडीसी, सातपूर, नाशिक

ISBN : 978-81-977101-2-4

संपर्क : ०२०-२४४० ५६७८ / ८८८८८४९०५०

sakalprakashan@esakal.com

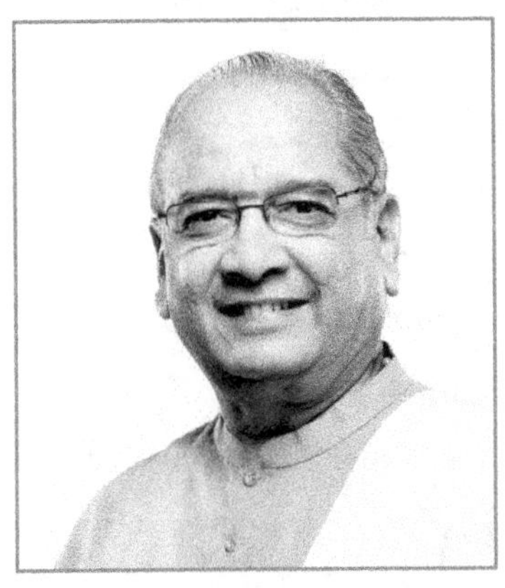

आजकाल अनेकांना रोजच्या दिनक्रमात योगाभ्यासाचा अंतर्भाव करायची इच्छा असते. पण आजच्या गतिमान आयुष्यात, जीवनाचा अर्थ व हेतू शोधण्यासाठी पुरेसे महत्त्व न दिल्यामुळे अनेक जण योगाभ्यासासाठी योग्य तेवढा वेळ देऊ शकत नाहीत असे दिसते. शारीरिक व्याधींनी ग्रस्त असूनसुद्धा माझे काही रुग्ण आसने व प्राणायाम करू इच्छित होते. या सर्वांची अडचण लक्षात आल्याने इसोटेरिक क्रियायोगातील संदर्भ घेऊन मी संतुलन क्रियायोगाची रचना केली. हठयोगातील आसने व प्राणायाम (शरीरस्वास्थ्यासाठी खूप चांगला उपयोग होत असल्याने) यांचा संदर्भ घेऊन 'संतुलन क्रियायोग - स्काय' (Santulan Kriya Yog - SKY), 'संतुलन क्रियायोग आसन - स्काय आसन' आणि 'संतुलन भस्त्रिका - स्काय भस्त्रिका' यांची रचना करण्यात आली आहे. संतुलन क्रियायोग सहजपणे शिकून त्याचा अभ्यासही सहजपणे करता येतो.

संतुलन क्रियायोगाची प्रथम ओळख करून दिल्यानंतर सर्व वयोगटांत त्याचा प्रसार लगेचच झाला. 'संतुलन क्रियायोगा'च्या परिणामांबद्दल मी सखोल संशोधन केले. हे परिणाम खूपच आशादायक

असल्याने मी केंद्रात राहून पंचकर्म करणाऱ्या रुग्णांच्या दैनंदिन कार्यक्रमात संतुलन क्रियायोगाचा समावेश केला. याचे योग्य ते परिणाम दिसल्याने महिन्याच्या उपचारांनंतर इथून घरी गेल्यावरसुद्धा अनेकांनी संतुलन क्रियायोगाचा अभ्यास सुरू ठेवला असल्याचे कळविले.

गेल्या अनेक वर्षांत संतुलन क्रियायोगाच्या परिणामांबद्दल अनेकांनी आपले मत कळवले आहे. संतुलन क्रियायोग शिकणे खूप सोपे आहे, 'याचा दैनंदिन आयुष्यात सहज समावेश करता येतो', 'अनेक वर्षे याचा अभ्यास विनासायास करणे शक्य आहे' या व अशा तऱ्हेच्या प्रतिक्रिया अनेकांनी व्यक्त केल्या. अलीकडेच युरोपमध्ये कार्यशाळा घेण्यासाठी गेलो असता, लंडनमध्ये ८० वर्षांच्या एका महिलेशी माझी गाठ पडली. अनेक वर्षांपूर्वी त्या पुण्यात आल्या असता माझ्याकडून संतुलन क्रियायोग शिकल्या होत्या. 'मी अजूनही रोज संतुलन क्रियायोगाचा अभ्यास करते; मला त्याचा खूप चांगला उपयोग झालेला आहे' असे त्यांनी आत्मविश्वासाने सांगितले आणि मोठ्या उत्साहाने संतुलन क्रियायोगातील स्थैर्य ही क्रिया कार्यशाळेसाठी जमलेल्या सर्व मंडळींसमोर करून दाखवली.

सारांशाने सांगायचे म्हटले तर, संतुलन क्रियायोगाचा अभ्यास करणाऱ्यांना खूप उपयोग झालेला दिसतो, प्रकृतीमध्ये काही बिघाड झालेला असतानासुद्धा याचा अभ्यास सहजतेने करता येतो व त्याचे उत्तम फायदे होताना दिसतात. संतुलन क्रियायोगाचा आपल्या दैनंदिन कार्यक्रमात समावेश केलेल्यांना उत्तम शरीरस्वास्थ्य बरोबरच सर्जनात्मकता व मनाची शांतीही मिळते.

संतुलन क्रियायोग या पुस्तकाच्या अनेक आवृत्त्या इंग्रजी भाषेतून प्रसिद्ध झाल्या आहेत. 'हे पुस्तक मराठीत असावे' अशी मागणी अनेकांनी सातत्याने केल्याने *संतुलन क्रियायोग* या पुस्तकाची मराठी आवृत्ती प्रसिद्ध करण्यात येत आहे.

बाळाजी तांबे

आत्मसंतुलन व्हिलेज,
कार्ला, नोव्हेंबर २०१०

॥अनुक्रमणिका॥

सुरुवात करताना...

संतुलन क्रियायोग (स्काय)

आसने

अनुलोम-विलोम-भस्त्रिका

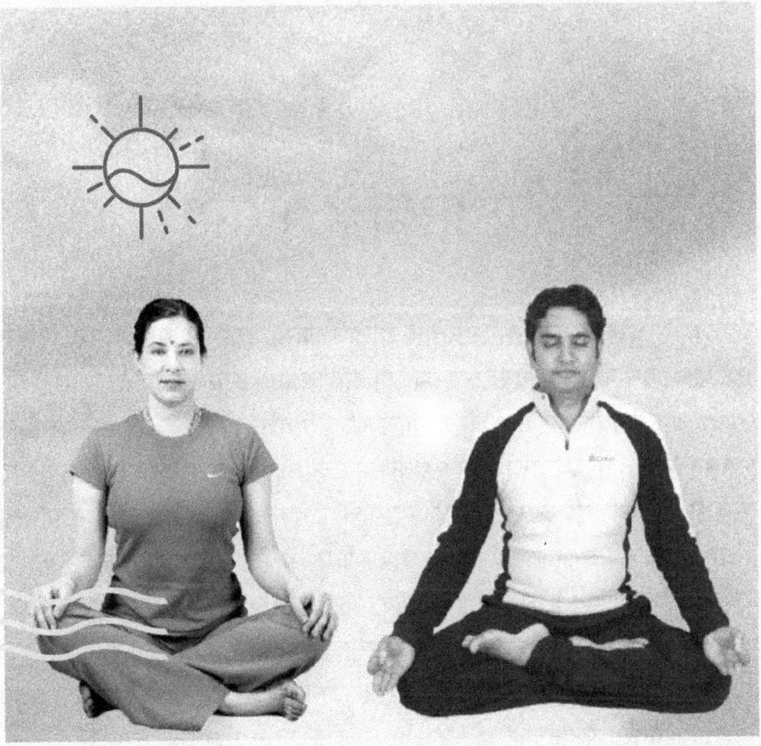

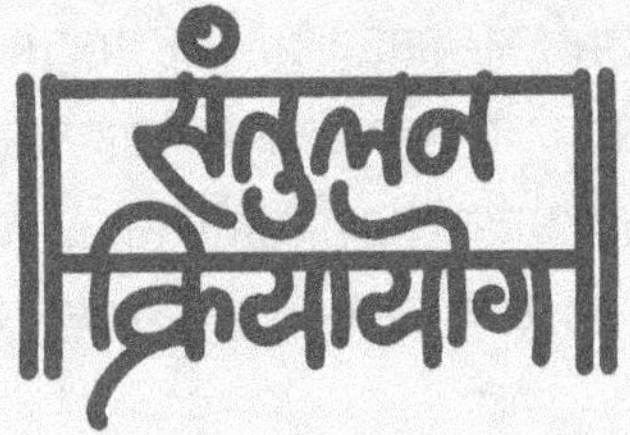

संतुलन क्रियायोग

स्काय : सर्वांसाठी सोपा योग

॥ सुरुवात करताना... ॥

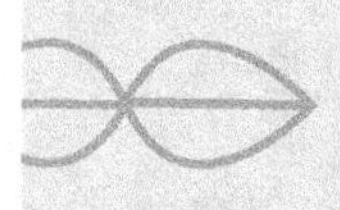 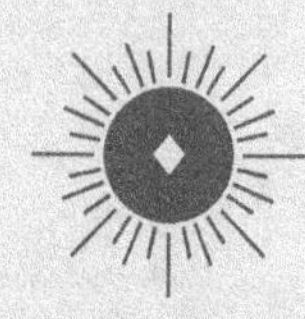 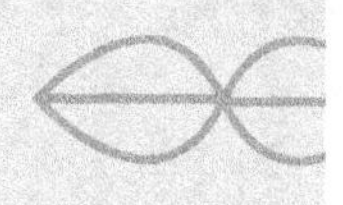

॥योगशास्त्राचा परिचय॥

योगशास्त्र हे एक भारतीय परंपरेतील प्राचीन शास्त्र आहे. योगाभ्यासाची परंपरा व त्याबद्दलचे संदर्भ वैदिक काळापासून सापडतात. श्रीमद्भगवद्गीतेच्या सहाव्या अध्यायात भगवान श्रीकृष्णांनी योगाविषयी मार्गदर्शन केलेले आहे. या संदर्भात भगवंत म्हणतात, 'मनाची अस्वस्थता, मनाच्या क्षुब्ध वृत्ती व मनाची अकारण होणारी उत्तेजना दूर करणे हे योगाभ्यासाचे उद्दिष्ट आहे'. योगाभ्यासाने मनाला संयमित ठेवणे शक्य होते व नियमित योगाभ्यास आचरल्यास संसारातील सुखदुःख वगैरे द्वंद्वांपासून मन विचलित होत नाही. योगशास्त्र हे एकमेव असे शास्त्र आहे, ज्यामुळे ऐक्य, संतुलन व कार्यात कौशल्य प्राप्त होते (*योगः कर्मसु कौशलम्*). व्यायामाचे परिणाम फक्त भौतिक शरीरावरच होतात परंतु योगाभ्यासाने मनावरही परिणाम साधता येतात.

योग शब्दाची व्युत्पत्ती संस्कृतातील 'युज्' धातूपासून झालेली आहे. 'युज्' धातूचा अर्थ आहे, 'संयोग होणे'. म्हणून योगशास्त्र हे असे शास्त्र आहे की ज्यामुळे शरीर, मन व आत्म्याचा परमात्मतत्त्वाशी संयोग होतो. योगाभ्यासाने जिवात्म्याचा परमात्म्याशी संयोग होऊन राधाकाळा संपूर्ण स्वातंत्र्य, समाधान व परमानंदाचा अनुभव येतो.

भारतीय परंपरा अनेक शास्त्रे व तत्त्वज्ञानांनी समृद्ध आहे. यांपैकीच एक तत्त्वप्रणाली आहे 'योगशास्त्र'. भगवान शिव हे योगशास्त्राचे प्रवर्तक असून महामुनी पतंजलींनी हे ज्ञान १९५ योगसूत्रांमध्ये प्रतिबद्ध केलेले आहे.

> योगशास्त्र हे एक असे एकमेव शास्त्र आहे ज्यामुळे
> ऐक्य, संतुलन व कार्यात कौशल्य प्राप्त होते
> (*योगः कर्मसु कौशलम्*).

योगसूत्रांत सांगितले आहे, योगः चित्तवृत्तिनिरोधः म्हणजेच, मनाला अशांत व क्षुब्ध करणाऱ्या वृत्तींवर नियंत्रण ठेवणे म्हणजे 'योग'. क्रियायोगाची महती सांगताना योगसूत्रांत असे सांगितले आहे, तपः स्वाध्याय ईश्वरप्रणिधानानि इति क्रियायोगः. योगाभ्यासाचा उपयोग भौतिक शरीराची क्षमता, श्वसनक्षमता, स्वतःवरचा विश्वास वाढवण्याचा तसेच मनाचे अनुशासन करण्यासाठी होतो. महामुनी पतंजलींनी योगाची आठ अंगे पुढील प्रमाणे सांगितली आहेत:

१. **यम** : पर्यावरणाचे व सामाजिक अनुशासन

२. **नियम** : स्वतःचे अनुशासन

३. **आसन** : शारीरिक व्यायाम

४. **प्राणायाम** : श्वासोच्छ्वासाचे अनुशासन करणे

५. **प्रत्याहार** : मनाला बाह्य विषयांपासून व भौतिक इंद्रिय सुखापासून परावृत्त करणे.

६. **धारणा** : मनाची एकाग्रता साधणे

७. **ध्यान** : एकाच गोष्टीचे चिंतन करणे

८. **समाधी** : परमचैतन्याला साक्षी भावाने पाहणे.

यापैकी पहिली तीन अंगे बाह्य अनुशासनाशी निगडित आहेत; चौथे व पाचवे अंग मन व श्वासोच्छ्वासावर नियंत्रण आणण्याशी निगडित आहे; ज्यांचा अभ्यास केल्यावर साधक सहाव्या, सातव्या व आठव्या अंगापर्यंत पोहोचू शकतो आणि साधकाच्या लक्षात येते की जीवात्मा व परमात्मा यांचे मीलन होण्यासाठी त्याला स्वतःच्या आत डोकावून पाहणे आवश्यक आहे.

पतंजलियोगाची आठ अंगे असल्याने तो 'अष्टांगयोग' या नावानेही परिचित आहे. हठयोगानुसार आपल्या लक्ष्याप्रत पोहोचण्यासाठी या आठ नियमांचे कठोर पालन करणे आवश्यक असते. हठयोग म्हणजे आसन, प्राणायाम वगैरे शारीरिक क्रिया असा एक गैरसमज प्रचलित आहे. तसेच आजकाल योगासनांचा अभ्यास

भारतीय परंपरा अनेक शास्त्रे व तत्त्वज्ञानांनी समृद्ध आहे. या पैकीच एक तत्त्वप्रणाली आहे 'योगशास्त्र'. भगवान शिव हे योगशास्त्राचे प्रवर्तक असून महामुनी पतंजलींनी हे ज्ञान १९५ योगसूत्रांमध्ये प्रतिबद्ध केलेले आहे.

केवळ शारीरिक स्वास्थ्य टिकवण्यासाठीच केला जातो. एक गोष्ट खरी आहे की परमतत्त्वाच्या प्राप्तीसाठी शरीराचे स्वास्थ्य उत्तम असणे आवश्यक आहे. शरीर हे परमतत्त्वाच्या प्राप्तीसाठी आवश्यक असणारे एक साधन असल्यामुळे (*शरीरमाद्यं खलु धर्मसाधनम्*) शरीराचे स्वास्थ्य उत्तम असणेही आवश्यक आहे.

■ 'संतुलन ॐ ध्यानयोगा'ची पार्श्वभूमी
(Santulan Aum Meditation – SAM – साम)

डॉ. श्री बालाजी तांबे यांनी 'संतुलन ॐ ध्यानयोग' या ध्यानपद्धतीचा विकास केला आहे. 'संतुलन ॐ ध्यानयोग' ही विशेष ध्यानपद्धती श्रीमद्भगवद्गीता व ॐकार गुंजनावर आधारित आहे. या तत्त्वप्रणालीद्वारे जडाचा ऊर्जेशी समन्वय करणे शक्य झाल्यामुळे शांती व परमसुखाचा अनुभव येऊन साधक मोक्षाप्रत पोचू शकतो. 'संतुलन ॐ ध्यानयोग' सात मुद्द्यांवर आधारित आहे:

१. अंतर्बाह्य शुचिता व संतुलन

२. तिन्ही स्तरांवर स्वाथ्य मिळवण्यासाठी व्यायाम, आसने व संतुलन क्रियायोगाचा अभ्यास केल्याने शरीर एक मंदिर बनण्यास मदत होते.

३. दीर्घश्वसन व प्राणायाम (यात ॐकार गुंजनाचाही समावेश आहे).

४. नादयोग- मंत्रयोग : शरीर व मनाचा समन्वय घडवून आणण्यासाठी या तंत्राचा उपयोग होतो. यामुळे व्यक्ती जीवनव्यापाराबाबत जागृत होते.

५. लययोग : शरीर, मन व ऊर्जा यांचा समन्वय साधला जाऊन ऊर्जेचे अधिक उच्च पातळीवर रूपांतर होण्यासाठी याचा उपयोग होतो.

६. सामुदायिक ध्यान, सेवाभावाने काम केल्याने साधकाला स्वतःचा अहं व व्यवहार यांच्यातील परस्परसंबंध समजून येतो.

७. दैनंदिन व्यवहारात आध्यात्मिक तत्त्वज्ञानाचा अवलंब करून आयुष्यात सामंजस्य, शांती व परमसुख मिळते.

योगसूत्रांत सांगितले आहे, *योगः चित्तवृत्तिनिरोधः* म्हणजेच, मनाला अशांत व क्षुब्ध करणाऱ्या वृत्तींवर नियंत्रण ठेवणे म्हणजे 'योग'. योगाभ्यासाचा उपयोग भौतिक शरीराची क्षमता, श्वसनक्षमता, स्वतःवरचा विश्वास वाढवण्यासाठी तसेच मनाचे अनुशासन करण्यासाठी होतो.

'संतुलन ॐ ध्यानयोग' ही विशेष ध्यानपद्धती श्रीमद्भगवद्गीता व ॐकार गुंजनावर आधारित आहे. या तत्त्वप्रणालीद्वारे जडाचा ऊर्जेशी समन्वय करणे शक्य झाल्यामुळे शांती व परमसुखाचा अनुभव येऊन साधक मोक्षाप्रत पोहोचू शकतो.

एका विशिष्ट पातळीपर्यंत उत्क्रांत झालेल्या कोणालाही, 'संतुलन ॐ ध्यानयोगा'चा अभ्यास करणे सहजसाध्य आहे. वास्तविक पाहता स्वतःची जबाबदारी घेण्याची इच्छा असणारी प्रत्येक व्यक्ती हे तत्त्वज्ञान समजून घेऊन आचरण करायला तयार असते असे दिसून येते.

'संतुलन ॐ ध्यानयोग' श्रीमद्भगवद्गीतेत असलेल्या वैदिक ज्ञानावर आधारित असल्याने यामध्ये जीवनातील सूक्ष्मतम अनुभवांचे विज्ञान आहे. हे अनुभव कोणत्याही एका व्यक्तीची वा संस्कृतीची मक्तेदारी नसून वैदिक ज्ञानाची अभिव्यक्ती आहे व हा एक ध्यानासाठी सर्वोत्कृष्ट मार्ग आहे. याचा अभ्यास करण्यासाठी तंत्राची (टेक्निकची) गरज कमीत कमी असते; पण याचा फायदा मात्र जास्तीत जास्त मिळतो. याचा अभ्यास करण्यासाठी साधक विशिष्ट धर्माचा वा विशिष्ट जीवनशैली आचरणारा असण्याची गरज नाही.

क्रिया, आसन व ॐकार गुंजन ही 'संतुलन ॐ ध्यानयोगा'ची अविभाज्य अंगे आहेत. 'संतुलन ॐ ध्यानयोगा'चा अभ्यास केल्याने परमतत्त्वाचा बोध होण्यास मदत होते. विश्वाच्या उत्पत्तीपासूनच ॐकार-नाद अस्तित्वात आहे व ही संकल्पना जगातील इतर धर्मांनीही स्वीकारल्याचे आढळते. मैत्री, मुदिता, करुणा व अनासक्ती हे मानवी जीवनाचे चार खांब आहेत व ते बळकट होऊन मुक्तीपर्यंत पोहोचणे हाच 'संतुलन ॐ ध्यानयोगा'चा उद्देश आहे.

■ ## संतुलन क्रियायोग (Santulan Kriya Yog - SKY - स्काय)

संतुलन क्रियायोग एक प्रकारचा कर्मयोग आहे. कर्म, क्रिया हे दोन्ही शब्द संस्कृतातील 'कृ' धातूपासून बनलेले आहेत. 'कृ' चा अर्थ आहे 'करणे', 'योग' हा शब्द 'यं' पासून बनलेला आहे, जो हालचालींचा द्योतक आहे. 'योग' या शब्दाची व्युत्पत्ती 'युज्' या धातूपासूनही झालेली आहे. 'युज्' धातूचा अर्थ आहे 'जोडणे' म्हणून योग या शब्दातून जोडण्याची क्रियाही अभिप्रेत आहे.

मानवी शरीरातील श्वसनसंस्थेत होणाऱ्या प्रक्रियांमुळे भौतिक पातळीवरील जडत्व आणि चैतन्याच्या पातळीवरील ऊर्जेचा संबंध येतो. निसर्गात प्रत्येक वनस्पतीतसुद्धा ही प्रक्रिया आढळते. प्रत्येक वनस्पतीत हरितद्रव्य (क्लोरोफिल) असते. हरितद्रव्याच्या मदतीने पानांमध्ये जमिनीतील द्रव्ये, पाणी, हवा व सूर्यप्रकाश या ऊर्जाचे रूपांतरण अन्नात होते (फोटोसिंथेसिस).

आपण जेव्हा भाजी, धान्य, फळे व अन्नाचे सेवन करतो तेव्हा शरीरातील संप्रेरकांच्या मदतीने या अन्नाचे रूपांतर रक्तात होते. अशा रीतीने ऊर्जेचे रूपांतरण उच्चतम ऊर्जेत होण्यासाठी काही विशिष्ट प्रक्रिया होण्याबरोबरच उच्च शक्तीची मदत मिळणेही आवश्यक असते.

वनस्पतींद्वारा पंचमहाभूतांचे परिवर्तन त्याहून अधिक उपयुक्त पदार्थात होते परंतु वनस्पती एका ठिकाणाहून दुसऱ्या ठिकाणी जाऊ शकत नाहीत वा त्या कोणताही निर्णयही घेऊ शकत नाहीत. प्राणी एका ठिकाणाहून दुसऱ्या ठिकाणी जाऊ शकतात आणि त्यांच्यात छोटा व अप्रगत मेंदू असतो. या सृष्टिचक्रात त्यांचे कर्तव्य काय आहे याचे ज्ञान त्यांना नसते.

मानवाचा मेरुदंड जगिनीला लंब असतो; तसेच त्यांच्या शरीरातील विविध क्रिया वनस्पती व प्राण्यांच्या शरीरात होणाऱ्या क्रियांपेक्षा अधिक प्रगत असतात. मनुष्य आपल्या अस्तित्वाबद्दल सचेत असतो, तसेच या सृष्टिचक्रात त्यांचे कार्य काय आहे याबद्दल त्याला जाणीव असते.

> क्रिया, आसन व ॐकार गुंजन ही 'संतुलन ॐ ध्यानयोगा'ची अविभाज्य अंगे आहेत. 'संतुलन ॐ ध्यानयोगा'चा अभ्यास केल्याने परमतत्त्वाचा बोध होण्यास मदत होते.

मनुष्याच्या शरीरात अनेक प्रकारच्या प्रकिया चालू असतात. म्हणून शरीररूपी यंत्राची काळजी घेणे आवश्यक आहे. कोणत्याही यंत्रणेत साधारणतः दोन प्रकारचे दोष उत्पन्न होऊ शकतात. पहिल्या प्रकारचा दोष यंत्र चालवण्यासंबंधी असू शकतो तर दुसऱ्या प्रकारचा दोष या यंत्राद्वारे होणाऱ्या परिवर्तनाला आवश्यक असणाऱ्या ऊर्जेसंबंधी असू शकतो.

विद्युत व रासायनिक अशा दोन प्रकारच्या यंत्रणा मानवी शरीरात कार्यरत असतात. मेंदूचे या सर्व यंत्रणांवर नियंत्रण असते. आपल्या शरीररूपी यंत्राची काळजी घेण्यासाठी आपल्या शरीरात चाललेल्या प्रक्रियांची माहिती करून घेतल्यास उपरोक्त दोन्ही प्रकारचे दोष दूर करणे शक्य होऊ शकते. तसेच प्रत्येकाला आपल्या स्वतःच्या अस्तित्वाचे प्रयोजन व आपला या ब्रह्मांडाशी असलेला संबंध समजून घेणेही आवश्यक असते. क्रिया व आसन यांचा उपयोग उपरोक्त यंत्रणांची कार्यक्षमता होतो.

क्रिया व आसने यांचा शोध मुख्यत्वे कुंडलिनी जागृत होण्यासाठी लावला गेला आहे. शरीरातील चक्रांच्या ठिकाणी शरीरातील विद्युत व रासायनिक क्रियांचा म्हणजेच मज्जासंस्था व अंतःस्रावी ग्रंथींचा परस्परसंबंध येतो.

या पुस्तकात सांगितलेल्या संतुलन क्रियायोगाच्या अभ्यासामुळे कमीत कमी प्रयत्नात जास्तीत जास्त परिणाम साधले जातात. हठयोगातील आसनांची योजना काही विशिष्ट परिणाम मिळवण्यासाठी केलेली आहे; पण यम नियमांसारख्या मूलभूत नियमांचे पालन न करता हठयोगाचा अभ्यास केल्यास संपूर्ण शरीरावर विपरीत परिणाम होऊ शकतात.

सांप्रत काळातील आधुनिक जीवनशैलीचे आचरण करत असता यम-नियमांचे पालन करणे कठीण झाले आहे. या पार्श्वभूमीवर आजच्या जीवनक्रमात संतुलन क्रियायोगाचा अभ्यास करणे सोपे व सुरक्षित आहे. संतुलन क्रियायोगाच्या

अभ्यासाने शरीरातील विद्युत व रासायनिक प्रक्रियांमध्ये सुधारणा झालेली दिसून येते.

संतुलन क्रियायोगात श्वासोच्छ्वासावर नियंत्रण ठेवले जाते त्यामुळे प्राणिक शक्ती मेंदूपर्यंत पोहोचायला मदत होते. आध्यात्मिक मार्गावर असणारे साधक संतुलन क्रियायोगाच्या अभ्यासामुळे अधिक सचेत व उत्साही होतात.

योगाभ्यास प्रशिक्षित योगशिक्षकाच्या मार्गदर्शनानुसार करावा अशी सूचना योगसूत्रांमध्ये दिलेली आहे; कारण या शारीरिक क्रिया व श्वासोच्छ्वासाचे नियमन करताना शरीरातील संप्रेरके व मनावरही अनेक परिणाम होत असतात. साधकात होणाऱ्या बदलांवर लक्ष ठेवण्याची आणि त्याला वैयक्तिक व मैत्रीपूर्ण मदत मिळण्याची नितांत आवश्यकता असते.

योगाभ्यास या शब्दाचा अर्थ 'शरीराच्या वेगवेगळ्या स्थितीत राहणे' म्हणजे 'योगाभ्यास' असा सीमित नाही. योगाभ्यास हे प्रत्येकाच्या आंतरिक व बाह्य व्यक्तिमत्त्वाला विकसित करण्याचे तंत्र आहे. योगाभ्यास करताना काही वेळा मानसिक व इंद्रियातीत अनुभव येऊ शकतो; अशा वेळी योग्य मार्गदर्शनाची आवश्यकता असते.

संतुलन क्रियायोग शिकायला सोपा व त्याचे प्रात्यक्षिक इतरांना दाखवणे सुलभ असल्याने तो अल्पावधीत लोकप्रिय झाला आहे. यासाठी प्रशिक्षकाचे मार्गदर्शन घेणे श्रेयस्कर असले तरी कोणालाही याचा अभ्यास या पुस्तकाद्वारे करता येणे शक्य आहे.

आजवर संतुलन क्रियायोगाच्या अनेक छोट्या छोट्या पुस्तिका प्रसिद्ध होऊन त्या लोकप्रिय झाल्या असल्या तरी हे पुस्तक संतुलन क्रियायोगाच्या अभ्यासासाठी परिपूर्ण ठरावे. संतुलन क्रियायोग अधिकाधिक लोकांना शिकवण्यासाठी आजपर्यंत अनेक कार्यशाळाही आयोजित करण्यात आल्या आहेत.

> संतुलन क्रियायोगात श्वासोच्छ्वासावर नियंत्रण ठेवले जाते त्यामुळे प्राणिक शक्ती मेंदूपर्यंत पोहोचायला मदत होते. आध्यात्मिक मार्गावर असणारे साधक संतुलन क्रियायोगाच्या अभ्यासामुळे अधिक सचेत व उत्साही होतात.

संतुलन क्रियायोगाची वैशिष्ट्ये :

१. ज्या आसनांच्या अभ्यासाची सतत आवश्यकता असते अशा कठीण आसनांमध्ये सुलभता आणण्याच्या हेतूने काही बदल केले आहेत.

२. प्रत्येक 'संतुलन क्रिये'मध्ये श्वासोच्छ्वासाचे अनुशासन केले जाते.

३. संतुलन क्रियायोगाच्या अभ्यासाने मानसिक अनुशासन होते तसेच मनाची जडणघडणही बदलली जाऊ शकते.

४. शारीरिक लाभ मिळण्याच्या हेतूने संतुलन क्रियायोगाचा अभ्यास केला तरी अभ्यासकाच्या जीवनशैलीत सकारात्मक बदल व अध्यात्मिक प्रगती आपसूक होते.

५. संतुलन क्रियायोगाचा अभ्यास सर्व वयोगटातील स्त्री-पुरुष, लहान मुले तसेच आजारी व्यक्तीसुद्धा करू शकतात.

६. प्रत्येक संतुलन क्रियायोगाचे काही विशेष लाभ होतात. उदाहरणार्थ संतुलन क्रिया योग : शाबास (क्र. ११) इतरांकडून प्रशंसा व्हावी अशी प्रत्येक व्यक्तीची सुप्त इच्छा असते. ही इच्छा पूर्ण करण्यासाठी या क्रियेचा उपयोग होतो. दिवसभराच्या श्रमानंतर खांद्यात व मानेत उत्पन्न झालेला ताण कमी होतो.

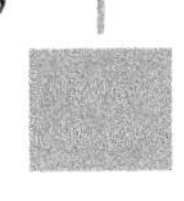

> योगाभ्यास या शब्दाचा अर्थ 'शरीराच्या वेगवेगळ्या स्थितीत राहणे' म्हणजे 'योगाभ्यास' असा सीमित नाही योगाभ्यास हे प्रत्येकाच्या आंतरिक व बाह्य व्यक्तिमत्त्वाला विकसित करण्याचे तंत्र आहे.

संतुलन क्रियायोग : अमृत क्रिया (क्र. १३) या क्रियेचा अभ्यास करण्याने केवळ भूक व तहान कमी होते असे नाही तर राग येण्याची प्रवृत्ती कमी होऊन साधकाला समाधानाचा अनुभव येतो. संतुलन क्रियायोग भस्त्रिकेचा अभ्यास करण्याने शरीराची शुद्धी व शरीराचे पुनर्जीवन होते.

संतुलन क्रियायोग आसने यात काही विशिष्ट आसनांचा अंतर्भाव केलेला आहे. काही विशिष्ट लाभ मिळवण्याची इच्छा असणाऱ्यांना या आसनांचा उपयोग होतो.

संतुलित जीवनाचा आनंद लुटा!

॥संतुलन क्रियायोगाची तयारी॥

- सुरुवातीला संतुलन क्रियायोगाचा अभ्यास कुशल प्रशिक्षकाच्या मार्गदर्शनाखाली करणे निश्चितपणे चांगले असते.
- आपल्याला उत्साही व तणावरहित वाटत असतानाच संतुलन क्रियायोगाचा अभ्यास करावा.
- या क्रिया करताना पोट रिकामे असावे.
- या क्रियांचा अभ्यास खेळती हवा असलेली खोली, बाल्कनी वगैरे हवेशीर ठिकाणी करावा; परंतु उघड्या ठिकाणी करू नये.
- हा अभ्यास स्वतःच्या क्षमतेनुसारच करावा.
- क्रियांचा अभ्यास करताना दृष्टी समोर असावी व श्वासोच्छ्वास नियमित व संथ गतीने चालू ठेवावा (दुसरी कुठलीही सूचना नसल्यास).
- मानेचा, पाठीच्या कण्याचा, सांध्यांचा वगैरे काही त्रास होत असल्यास हा अभ्यास सुरू करण्यापूर्वी तज्ज्ञांचा सल्ला घेणे आवश्यक आहे.
- गर्भवतीने हा अभ्यास सुरू करण्यापूर्वी तज्ज्ञांचा सल्ला घेणे आवश्यक आहे.
- सर्व क्रियांचा अभ्यास सकाळी करणे उत्तम असते. क्रिया क्र. १, ६, ७, ८, ९, ११ व १२ यांचा अभ्यास संध्याकाळीही करता येतो.
- मासिक धर्म चालू असताना स्त्रियांनी फक्त क्रिया क्र. ३, ६, ८ व ९ कराव्या.
- नियमितपणे काही काळ या क्रियांचा अभ्यास केल्यावरच परिणाम अनुभवास येतात.

> संतुलन क्रियायोग या विशेष योगाभ्यासासाठी आपले स्वागत आहे. इतर प्रकारच्या योगाभ्यासांच्या तुलनेत संतुलन क्रियायोगाचा अभ्यास करणे सुलभ आहे. संतुलन क्रियायोगात श्वासोच्छ्वासाचे अनुशासन होते, मनाला शिस्त लागते तसेच शारीरिक व्यायाम होतो. या क्रियांचा प्रत्यक्ष अभ्यास सुरू करण्यापूर्वी पूर्ण पुस्तक व त्यातील सूचना लक्षपूर्वक वाचाव्यात.

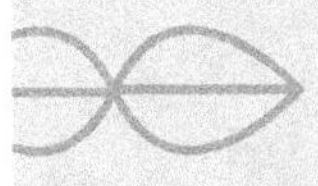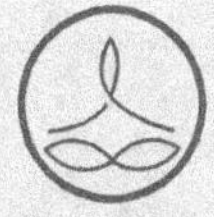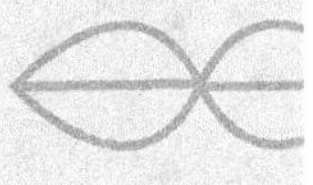

॥बसण्याच्या विविध स्थिती॥

ध्यानासाठी बसताना पाठीचा कणा ताठ असणे अत्यंत आवश्यक असते. मेरुदंड ताठ असताना ध्यानाला आवश्यक असणारी उष्णता व ऊर्जा शरीरात उत्पन्न होते.

ऐसपैस मांडी घालून (ब्रॉड बेस) ठेवून व पाठीचा कणा ताठ ठेवून बसले असता, एकाच स्थितीत बराच वेळ बसणे शक्य होते. असे बसल्यामुळे ओटीपोटाच्या भागाला रक्तपुरवठा अधिक प्रमाणात होतो; माकडहाड व त्रिकास्थीच्या भागातील मज्जातंतूंना ताकद मिळते तसेच ओटीपोटाच्या भागातील स्नायूंना ताकद मिळते, स्नायूंची हालचाल कमीत कमी झाल्याने कर्बद्विप्राणिल वायू कमी प्रमाणात तयार होतो.

आसने करताना बसण्याच्या अनेक स्थिती असतात. ध्यानासाठी कोठल्याही आरामदायक स्थितीत बसावे. काही कारणांमुळे जमिनीवर बसता येत नसल्यास खुर्ची वा स्टुलावर बसल्यासही चालू शकते.

जमिनीवर बसून करायची आसने साधारणपणे सुखासन, सिद्धासन किंवा दंडासनात बसून केली जातात.

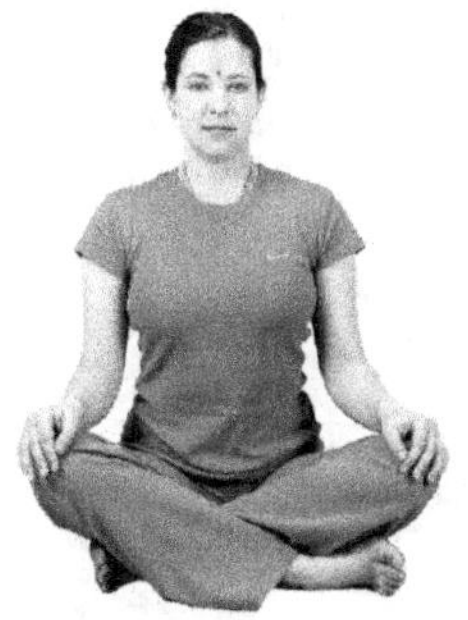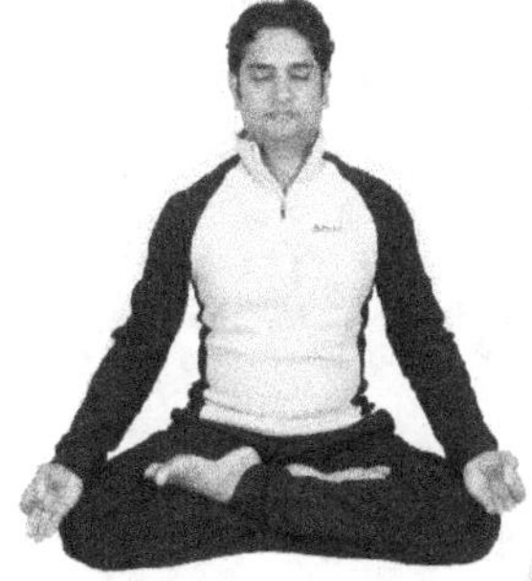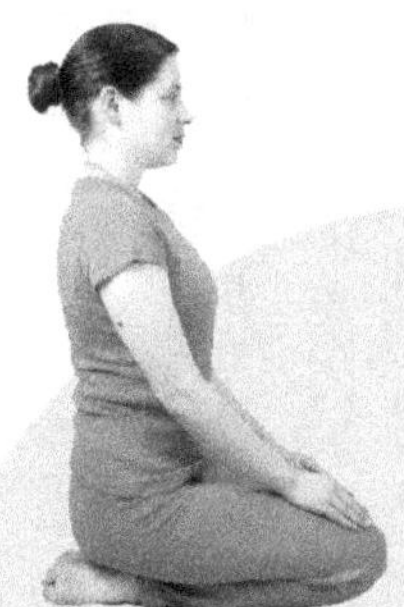

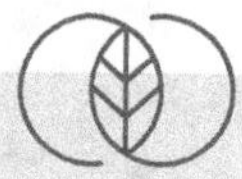

॥दंडासन॥

बसून करण्याच्या आसनांसाठी ही सर्वात पहिली स्थिती आहे. प्रथम या स्थितीत बसून पुढे सुखासन, सिद्धासन वा वज्रासनात बसता येते. या आसनाच्या अभ्यासाने पाठीच्या व मांड्यांच्या स्नायूंना मजबूती मिळते तसेच ओटीपोटाच्या भागाला फायदा होतो.

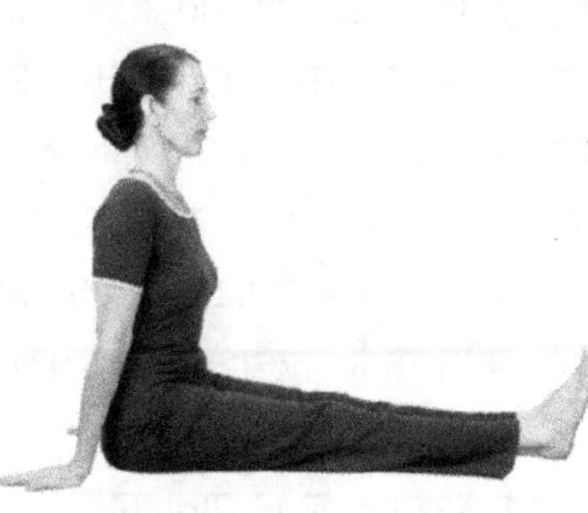

१. दोन्ही पाय जुळवलेल्या स्थितीत सरळ सोडून बसावे.

२. चित्रात दाखवल्याप्रमाणे हातांचे तळवे शरीराच्या मागे ठेवून शरीराचा भार दोन्ही हातांवर घेऊन आरामात बसावे. हाताच्या तळव्यांनी जमिनीवर थोडा दाब द्यावा व त्याच वेळी छाती पुढे ताणावी. संथ श्वासोच्छ्वास चालू ठेवावा.

॥सुखासन॥

सुखासन म्हणजे मांडी घालून बसणे. हे सर्वात सोपे आसन आहे. या स्थितीत बसणाऱ्याला आनंद व आराम मिळाल्याचा अनुभव येतो म्हणून याला 'सुखासन' म्हटले जाते.

॥सिद्धासन॥

सिद्धासन ही शरीराची अशी स्थिती आहे ज्यात शक्ती धरून ठेवणे सोपे असते. खूप वेळ सिद्धासनात बसल्यास श्वासोच्छ्वास संथ होऊन प्राणायाम आपसूकच होतो व प्राणशक्ती ब्रह्मरंध्राकडे ऊर्ध्वगामी होते.

१. दोन्ही पाय जुळवलेल्या स्थितीत सरळ करावेत. हातांचे तळवे शरीराच्या मागे ठेवावेत. हाताची बोटे एकमेकांना जुळलेली आणि पायाच्या दिशेला असावीत.

२. डावा पाय गुडघ्यात दुमडून टाच शिवणीपुढे येईल अशा रीतीने ठेवावा. डाव्या पायाच्या तळव्याचा उजव्या मांडीला स्पर्श होत असावा.

३. उजवा पाय गुडघ्यात दुमडून उजव्या पायाची टाच डाव्या पायाच्या टाचेवर व चवडा डाव्या पायाच्या घडीत येईल अशा रीतीने ठेवावा. यामुळे गुदद्वार व जननेंद्रियांवर दाब येऊन हवा सरायला प्रतिबंध होतो.

४. दोन्ही हात ध्यानमुद्रेत (अंगठा व तर्जनीच्या टोकांचा एकमेकाला हलका स्पर्श करून) गुडघ्यांवर ठेवावेत. तळवे जमिनीकडे वा आकाशाकडे असावेत.

डोळे हलकेच बंद करावेत. पाठीचा कणा ताठ असावा; खांद्यावर ताण नसावा, सराव झाल्यावर गुडघे जमिनीला टेकणे शक्य होते.

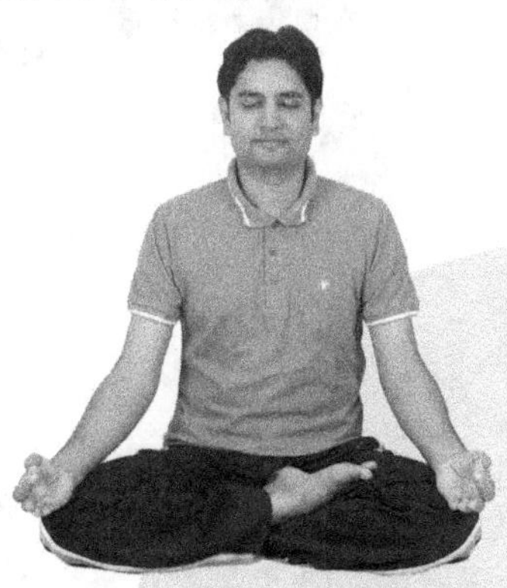

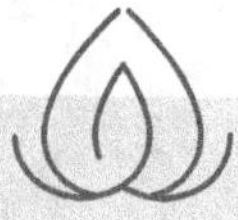

॥वज्रासन॥

वज्रासनाच्या अभ्यासाने पचनक्रिया सुधारते, वायू सरण्यास मदत होते, पाय, मांड्या, गुडघे व कंबरेच्या स्नायूंचा लवचिकपणा वाढतो, ओटीपोटाच्या भागातील रक्ताभिसरणात सुधारणा होते. मनाची एकाग्रता वाढण्यास मदत होते.

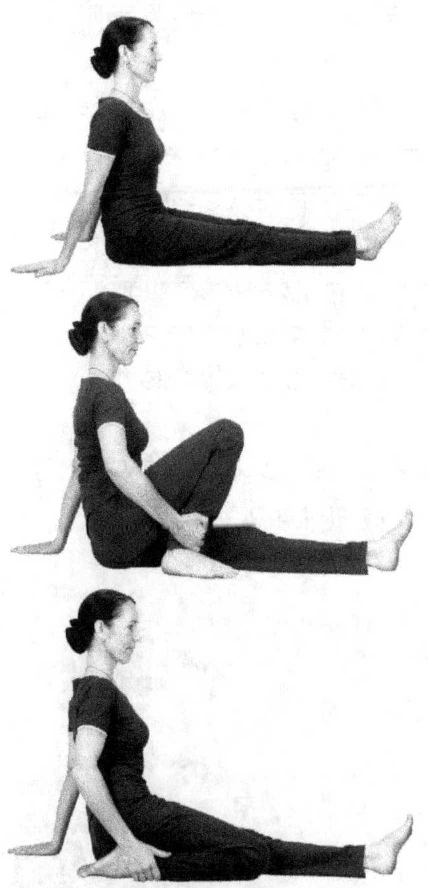

१. दोन्ही पाय जुळवलेल्या स्थितीत समोर सरळ सोडून बसावे.

२. चित्रात दाखवल्याप्रमाणे हातांचे तळवे शरीराच्या मागे ठेवून शरीराचा भार दोन्ही हातांवर घेऊन आरामात बसावे.

३. शरीराचा भार डाव्या हातावर घेऊन उजवा पाय गुडघ्यात दुमडून पाऊल नितंबाजवळ आणावे.

४. उजवा घोटा उजव्या हाताने पकडून, पाय गुडघ्यात पूर्ण दुमडून टाच नितंबाखाली घ्यावी.

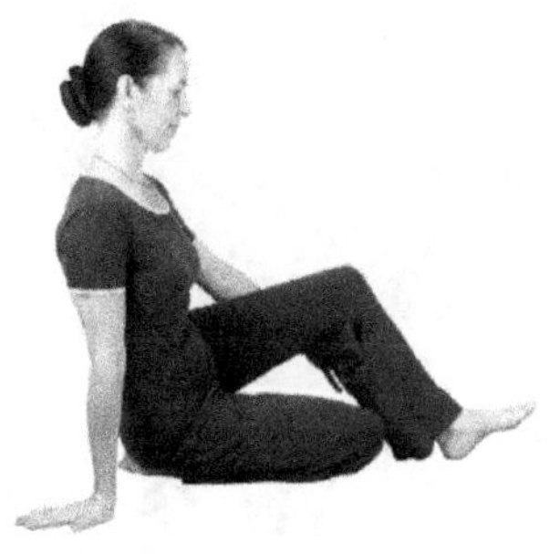

५. शरीराचा भार उजव्या हातावर घेऊन डावा पाय गुडघ्यात दुमडून नितंबाजवळ आणावा.

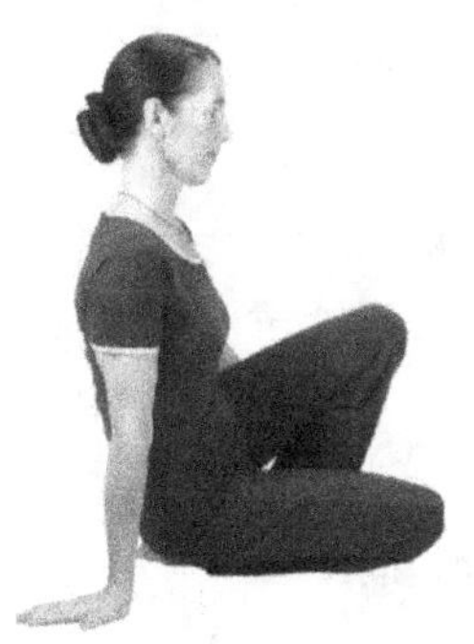

६. डावा घोटा डाव्या हाताने पकडून, पाय गुडघ्यात पूर्ण दुमडून टाच नितंबाखाली ठेवावी.

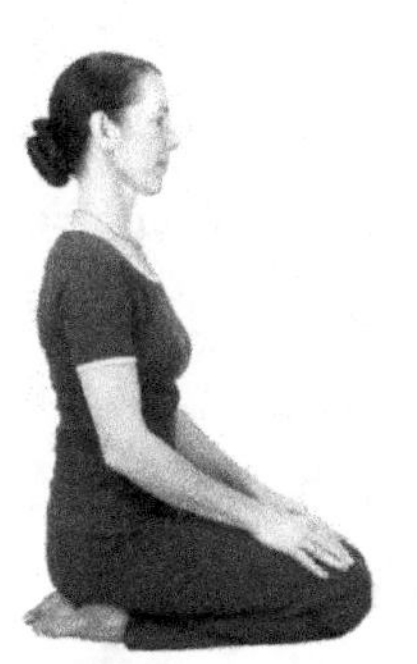

७. दोन्ही तळव्यांमध्ये आरामात बसावे. या वेळी पायाच्या टाचा बाहेरच्या बाजूला तर पायाची बोटे आतील बाजूला असावीत. पाठीचा कणा सरळ ठेवावा व दृष्टी समोर असावी (खांद्यांवर कुठल्याही प्रकारचा ताण नसावा).
हात गुडघ्यांवर ठेवावेत.

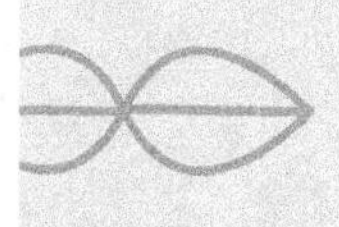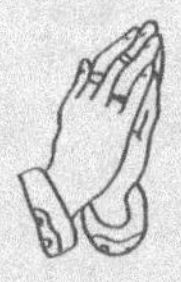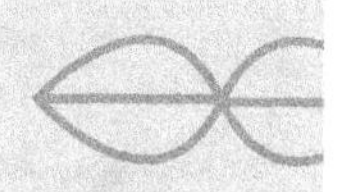

॥प्रार्थना॥

संतुलन क्रियायोगाचा अभ्यास सुरू करण्यापूर्वी पुढील श्लोक म्हणावे :

ॐकारं बिन्दुसंयुक्तं नित्यं ध्यायन्ति योगिनः।
कामदं मोक्षदं चैव ॐकाराय नमो नमः ॥

सर्व योगी प्रणवसहित ॐकाराचे ध्यान करतात. ॐकार इहलोकात सर्व इच्छांची पूर्ती करतो तर परलोकात मुक्ती देतो. या प्रणवसहित ॐकाराला माझा प्रणाम असो.

गुरुर्ब्रह्मा गुरुर्विष्णुः गुरुर्देवो महेश्वरः ।
गुरुः साक्षात् परब्रह्म तस्मै श्रीगुरवे नमः ॥

गुरू ब्रह्मास्वरूप, विष्णुस्वरूप आणि शिवस्वरूप आहेत. गुरू विश्वव्यापी सत्याचे प्रकट रूप म्हणजेच परब्रह्म आहेत. अशा सद्गुरूंना माझा नमस्कार असो.

योगेन चित्तस्य पदेन वाचां मलं शरीरस्य च वैद्यकेन ।
योऽपाकरोत्तं प्रवरं मुनीनां पतंजलिं प्रांजलिरानतोऽस्मि ॥

मी मुनिश्रेष्ठ पतंजलींना नमस्कार करतो ज्यांनी योगशास्त्राद्वारे मनाची, व्याकरणशास्त्राद्वारे वाणीची आणि वैद्यकशास्त्राद्वारे शरीराची अशुद्धी दूर करण्याचे मार्ग सांगितले आहेत.

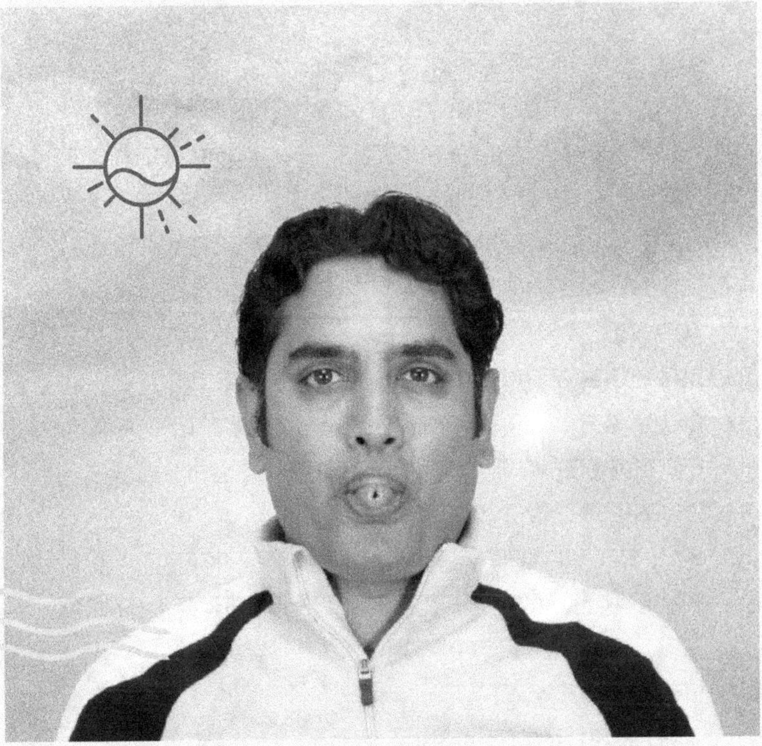

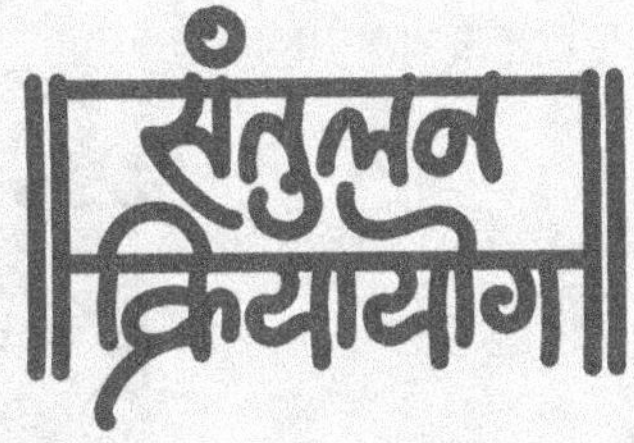

संतुलन क्रियायोग

स्काय : सर्वांसाठी सोपा योग

॥स्काय॥

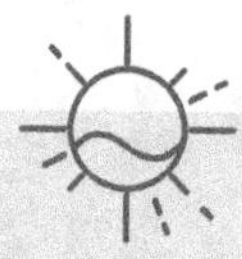

॥स्थैर्य॥

स्थैर्य क्रियेच्या अभ्यासाने मानेला व पाठीला व्यायाम मिळतो आणि मेरुदंड लवचिक होतो, पिच्युटरी ग्रंथी कार्यान्वित होते, पचनक्रियेत सुधारणा होते; दीर्घ व लांब श्वासोच्छ्वास करायची सवय लागते. ही क्रिया जास्तीत जास्त सात वेळा करावी.

१. दोन्ही टाचांमध्ये सुमारे १५-२० सें.मी. तर दोन्ही चवड्यांमध्ये २५-३० सें.मी. अंतर ठेवून ताठ उभे राहावे. हात शरीरालगत सरळ ठेवावेत व हाताच्या मुठी वळलेल्या असाव्यात.

२. पाय जमिनीवर घट्ट रोवावेत.

३. श्वास आत घेत, दोन्ही पायांच्या टाचा वर उचलून पायांच्या चवड्यांवर उभे राहावे, टाळूला दोर बांधून आपल्याला जणू कोणी वर ओढत आहे, अशी कल्पना करावी.

४. पोट आत व वर ओढून श्वास आत कोंडून धरावा. लक्ष सहस्राधार चक्रावर केंद्रित करावे. शक्य तितका वेळ या स्थितीत राहावे.

५. श्वास हळू हळू बाहेर सोडत, पोटावरचा ताण कमी करून टाचा जमिनीला टेकवत खाली यावे.

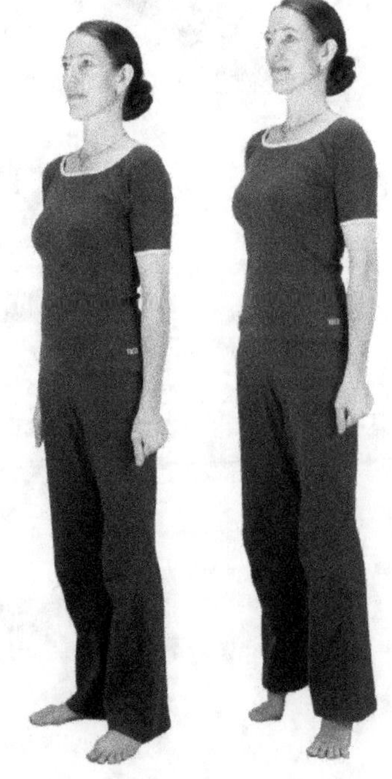

॥संतुलन॥

संतुलन क्रियेच्या अभ्यासाने पाठीच्या कण्याची बाजू (लॅटरल साइड ऑफ स्पाइन) उत्तेजित होते, शरीराची चुंबकशक्ती व शरीराचा उजवा भाग कार्यान्वित होतो. या क्रियेचा उपयोग व्यक्तिमत्त्व संतुलित होण्यासाठीही होतो. ही क्रिया फक्त उजव्या बाजूनेच करायची असते; कारण शरीराच्या डाव्या भागात हृदय असल्याने शरीराचा डावा भाग नेहमीच सक्रिय असतो.

ही क्रिया जास्तीत जास्त पाच वेळा करावी.

१. 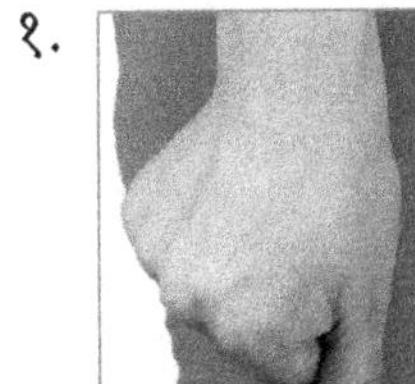 दोन्ही टाचांमध्ये सुमारे १५-२० सें.मी. तर दोन्ही चवड्यांमध्ये २५-३० सें.मी. अंतर ठेवून ताठ उभे राहावे. हात शरीरालगत दोन्ही बाजूला असावेत, मुठी वळलेल्या असाव्या व अंगठे जमिनीच्या दिशेला असावेत.

२. उजव्या हाताच्या अंगठ्याने उजवी नाकपुडी बंद करावी. असे करताना नाकावर कुठल्याही प्रकारे दाब येणार नाही याकडे लक्ष ठेवावे. डाव्या नाकपुडीतून श्वास खोलवर आत घ्यावा.

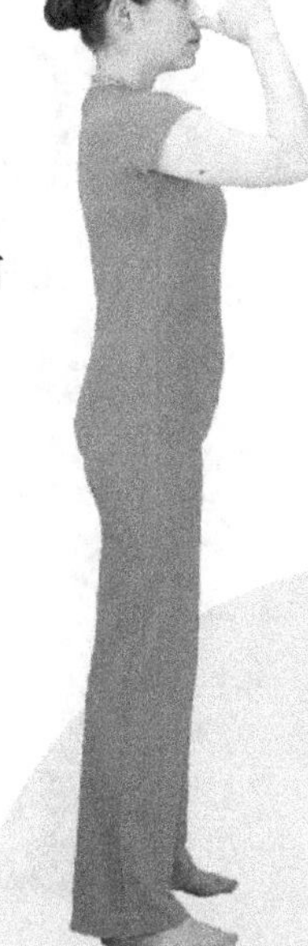

३. डाव्या पायावर शरीराचा भार घेऊन उजवा पाय गुडघ्यात दुमडून पायाची मांडी जमिनीला समांतर येईपर्यंत वर उचलावा.

४. पाय उचलतानाच, उजव्या हाताच्या मुठीने उजव्या खांद्याला स्पर्श करावा. हे करताना कोपरापर्यंतचा हात जमिनीला समांतर असावा.

५. श्वास बाहेर सोडत असताना उजवा हात व उजवा पाय एकदम झटका देऊन चित्रात दाखवल्याप्रमाणे शरीराच्या पुढे आणावेत. या वेळी हाताची बोटे फाकलेली असावीत आणि पायाचा फक्त अंगठा जमिनीला टेकलेला असावा.

उजवा हात व उजवा पाय एकमेकाला समांतर असावेत.

६. श्वास पूर्णपणे बाहेर सोडून पूर्वस्थितीला यावे आणि दुसरे आवर्तन सुरू करावे.

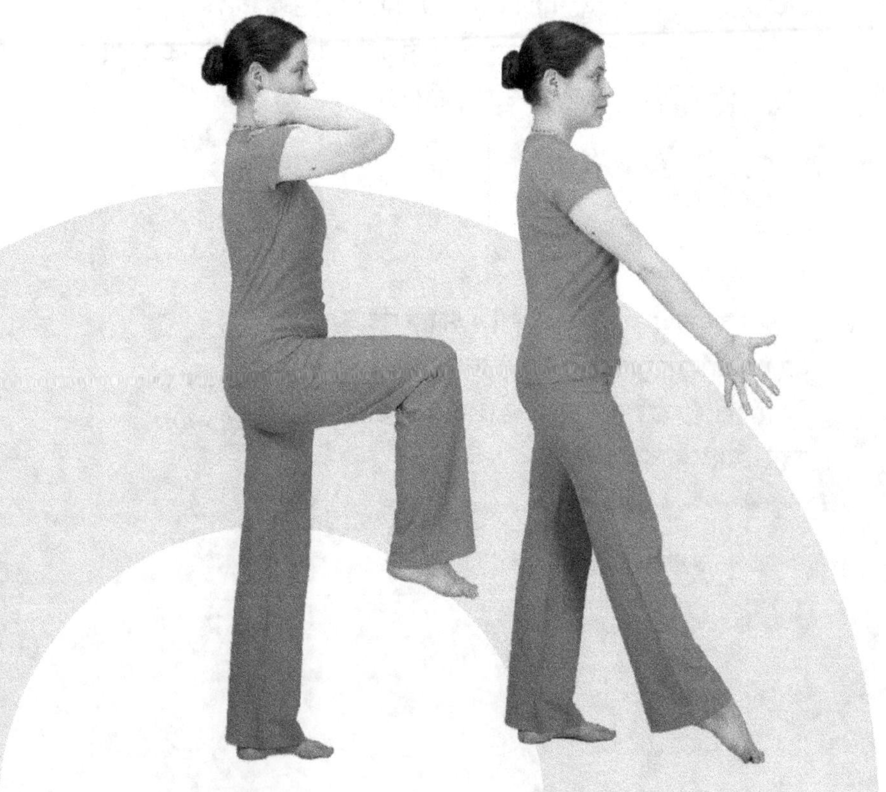

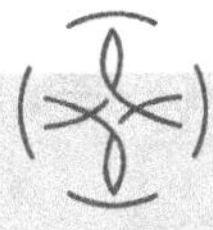

।।समर्पण।।

समर्पण क्रियेच्या नियमित अभ्यासाने पाठीचा कणा लवचिक होतो. मानेला व्यायाम होतो, पचनक्रिया सुधारते, वायू सहजपणे सरायला मदत होते, समर्पणाची भावना निर्माण होते.
ही क्रिया जास्तीत जास्त सात वेळा करावी.

१. वज्रासनात बसावे.
    हात *'नमस्ते'* च्या स्थितीत जोडून,
    छातीजवळ ठेवावेत आणि श्वास
    पूर्णपणे आत घ्यावा.

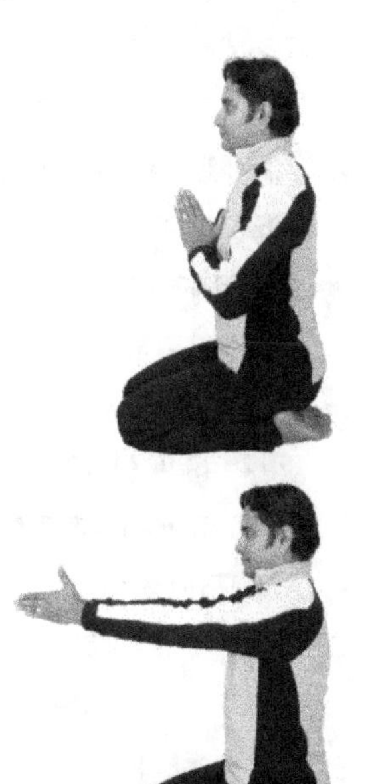

२. हात जोडलेल्या स्थितीतच ठेवून
    शरीरासमोर सरळ करावेत. या वेळी
    अंगठे बाकीच्या बोटांशी काटकोनात
    असावेत तर अंगठे आकाशाच्या
    दिशेला आणि बाकी बोटे जमिनीला
    समांतर असावीत.

३. करंगळीचे टोक गुडघ्याला टेकेपर्यंत
    हात खाली आणावेत.

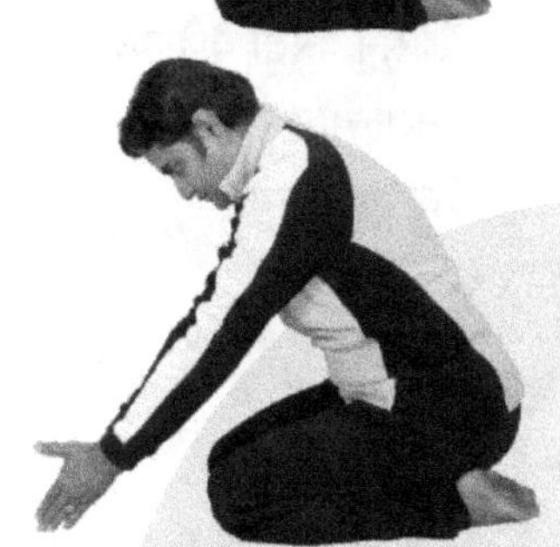

४. थोडेसे पुढे वाकून बोटांची टोके जमिनीला टेकवावीत. या वेळी पाठीचा कणा सरळ असावा.

५. नजर हाताच्या अंगठ्यांच्या टोकावर ठेवावी. श्वास हळूहळू बाहेर सोडत बोटांची टोके जमिनीवर टेकवूनच हात शक्य तेवढे पुढे सरकवावे. या वेळी पोट व छाती मांड्यांना टेकलेली असावी.

६. श्वास पूर्णपणे बाहेर सोडून हात थोडेसे फाकवून डोके जमिनीला टेकवावे. या वेळी हाताचे तळवे जमिनीला टेकलेले असावेत. या वेळी श्वास पूर्णपणे बाहेर सोडलेला असावा; हात सरळ असावेत. या वेळी नितंब टाचांना टेकलेलेच राहील यावर लक्ष ठेवावे.
   याच स्थितीत क्षण-दोन क्षण राहावे.

७. दोन्ही तळवे पुन्हा एकमेकांना जोडून नजर अंगठ्यांच्या टोकावर ठेवून श्वास हळूहळू आत घेत हात जमिनीलगत ठेवून शरीराकडे सरकवत सरळ व्हावे.

८. ताठ बसून हात छातीसमोर 'नमस्ते'च्या स्थितीत आणून श्वास पूर्ण बाहेर सोडावा.
   श्वास आत घेऊन पुढचे आवर्तन सुरू करावे.

९. शक्तिकर्षण ही पुढची क्रिया करायची असल्यास वज्रासनातच बसावे अथवा एक एक करून दोन्ही पाय सोडवून पूर्वस्थितीला यावे.

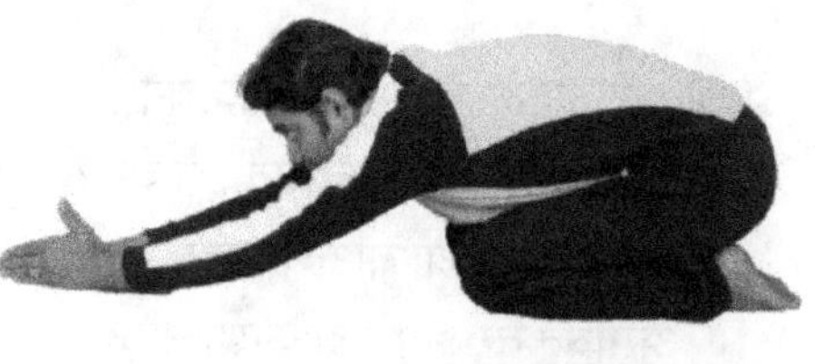

सूचना : ही क्रिया वज्रासनात बसून करता येणे शक्य नसल्यास सुखासनात बसून करावी.

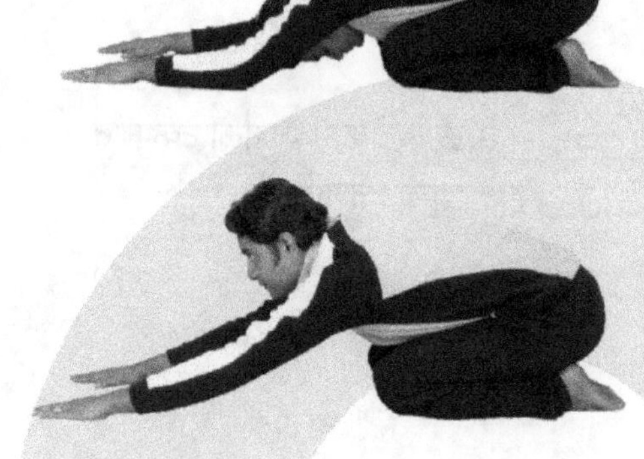

॥शक्तिकर्षण॥

शक्तिकर्षणच क्रियेच्या अभ्यासाने पाठीचा कणा ताणला जातो; मानेला व्यायाम मिळतो, थायरॉइड ग्रंथीचे कार्य संतुलित होते; फुप्फुसांमध्ये शक्तिसंचार होतो; यकृत, मूत्रपिंड व मज्जासंस्थेला उत्तेजना मिळते. या क्रियेचा अभ्यास करण्याने सकाळच्या वेळच्या सूर्याची शक्ती शरीरात आकर्षून घ्यायला मदत होते.

१. वज्रासनात बसावे.

२. थोडेसे पुढे वाकून हाताच्या सर्व बोटांची टोके जमिनीवर टेकवावीत. बोटे अशा प्रकारे वळवलेली असावीत की जणू काही हातात काल्पनिक चेंडू पकडला आहे. हात गुडघ्यांसमोर असावेत व दोन्ही हातात दोन्ही खांद्यांतील अंतरापेक्षा थोडे अधिक अंतर असावे. बोटांनी जमिनीवर थोडासा दाब द्यावा. दोन्ही हात व पाठीचा कणा सरळ असावा.

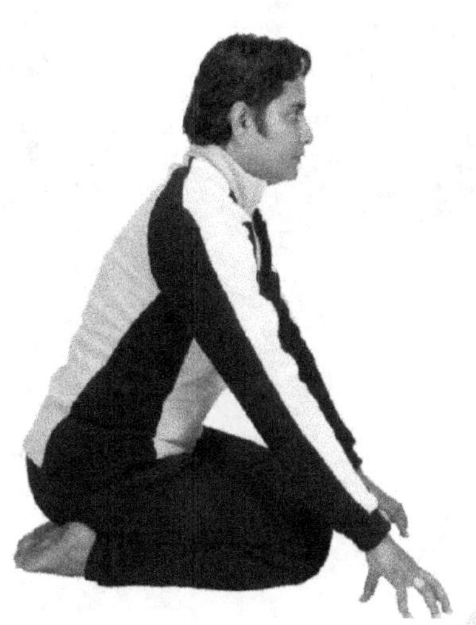

३.	डोळे पूर्णपणे व जास्तीत जास्त उघडून तसेच तोंडाचा मोठा 'आ' करून अजगर आपले भक्ष्य ओढून घेत आहे अशी कल्पना करावी. हळूहळू तोंडाने दीर्घ श्वासोच्छ्वास करताना फुसकारल्यासारखा आवाज यावा. चेहऱ्यावर कुठेही ताण नसावा. नजर समोर असावी. बोटांच्या टोकांनी जमिनीवर दाब देत राहावे.

४.	पूर्वस्थितीत येण्यासाठी दोन्ही हात गुडघ्यांवर थोडा वेळ ठेवून, तोंड बंद करून संथ गतीने नाकाने श्वासोच्छ्वास करावा व नंतर पुढची क्रिया सुरू करावी.

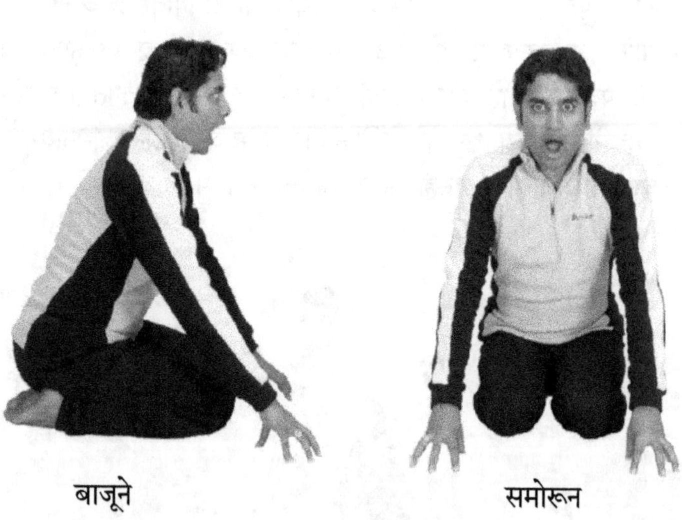

बाजूने   समोरून

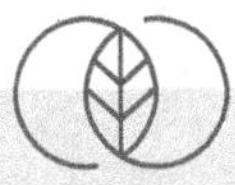

॥विस्तारण॥

विस्तारण क्रियेच्या अभ्यासाने पाठीचा कणा सरळ व्हायला मदत होते, कंबरेच्या भागाला बळकटी येते, वायू सहजपणे सरायला मदत होते तसेच पचनशक्ती सुधारते, थायरॉइड ग्रंथीच्या कार्यावर नियंत्रण येते, फुप्फुसांमध्ये शक्तिसंचार होतो, मेंदूला उत्तेजना मिळते, संवेदनशीलता वाढते, विस्तार व बदल या दोन मूलभूत गोष्टींची पूर्तता होते.

१. वज्रासनात बसावे. पुढे वाकून पोटावर झोपावे. दंड जमिनीला लंब ठेवून कोपरे जमिनीला टेकवावे, तर्जनी कानाच्या मागे व उरलेली तीन बोटे गालावर ठेवून दोन्ही हात असे ठेवावेत की हनुवटी तळव्यांना चिकटलेली नसेल. दृष्टी समोर असावी. स्नायूवर ताण न येऊ देता डोळे वटारल्यासारखे मोठे करावे.

२. तोंडाचा मोठा 'आ' करावा. या वेळी अजगर जणू आपले भक्ष्य आकर्षून घेत आहे अशी कल्पना करावी.

३. सावकाशपणे एका संथ लयीत अनेक वेळा तोंडाने श्वासोच्छ्वास करताना श्वास आत घेतल्याचा व बाहेर सोडल्याचा फुसकारल्यासारखा आवाज यावा. श्वासोच्छ्वास पूर्ण झाल्यावर कुठल्या बाजूच्या नाकपुडीने श्वास चालू आहे हे पाहावे.

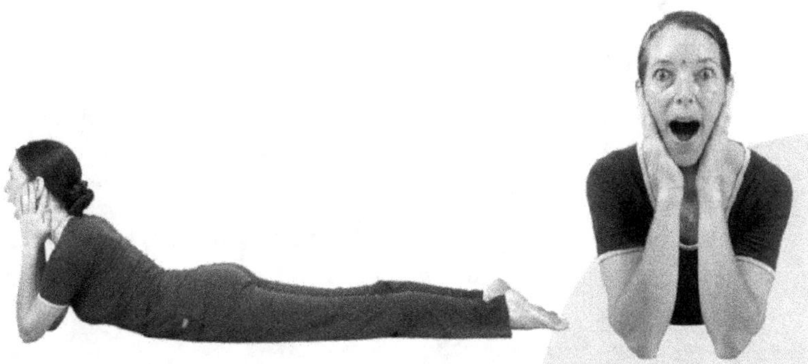

३१

४. ज्या बाजूच्या नाकपुडीने श्वास चालू आहे, ती नाकपुडी वरच्या बाजूला
   येईल अशा तऱ्हेने डोके जमिनीवर ठेवावे. हात कोपऱ्यातून काटकोनात
   वाकवून डोक्याच्या दोन्ही बाजूला ठेवावे, हातांचे तळवे जमिनीला टेकलेले
   असावे, पाय शिथिल असावेत. डोळे बंद करून शरीरातील सर्व अवयवांत
   प्राणशक्तीचा संचार होत आहे अशी कल्पना करावी व हळूहळू सर्व शरीर
   शिथिल करावे. या वेळी आपल्या सर्व शरीराचा विस्तार झाला आहे असा
   अनुभव येतो.

५. थोड्या वेळाने डोळे उघडून वज्रासनात यावे व नंतर उभे राहावे.

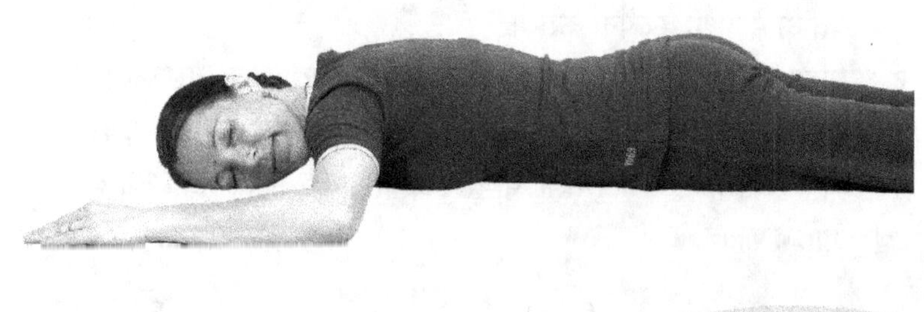

॥ताजगी॥

ताजगी क्रियेच्या अभ्यासाने फुप्फुसे स्वच्छ होतात तसेच मन व शरीर ताजेतवाने होते. संतुलन क्रियायोगातील क्रियांचा प्रभाव वाढवण्यासाठी कुठल्याही क्रियेच्या अगोदर वा नंतर या क्रियेचा अभ्यास करणे श्रेयस्कर ठरते.

१. ताठ उभे राहावे. हात शरीराच्या दोन्ही बाजूला सरळ असावेत किंवा पाठीचा कणा ताठ ठेवून मांडी घालून बसावे.

धिम्या गतीने नाकाने श्वास आत घ्यावा.

काही क्षण श्वास आत धरून ठेवावा. असे करताना फुप्फुसांवर कोठल्याही प्रकारचा ताण येणार नाही अशी काळजी घ्यावी.

२. आपण जणू शिट्टी वाजवणार आहोत असा ओठांचा आकार करावा. पोटाच्या स्नायूंचे तीन-चार वेळा झटक्यांमध्ये आकुंचन करून प्रत्येक आकुंचनाच्या वेळी थोडा थोडा असा तीन-चार हिश्शात पूर्णपणे श्वास बाहेर सोडावा. श्वास बाहेर सोडताना शरीराला इतर कुठेही झटका बसणार नाही याची काळजी घ्यावी. आवश्यकतेनुसार या क्रियेचा अभ्यास करावा. ही क्रिया सलग केल्यास गरगरल्यासारखे होऊ शकते.

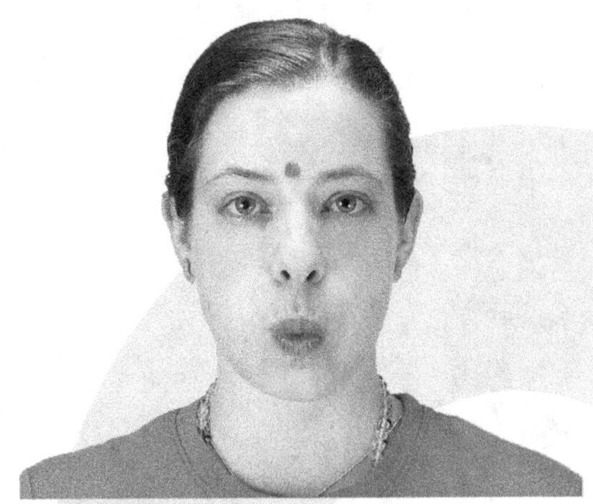

॥सत्कृत्य॥

सत्कृत्य क्रियेच्या अभ्यासाने शरीरातील जीवनशक्ती वाढते, शारीरिक श्रमांच्या अभावाने (विशेषतः हातांनी केलेल्या श्रमांच्या अभावाने) निर्माण होणारा ताण कमी होतो, थकवा कमी होतो.

ही क्रिया जास्तीत जास्त सात वेळा करावी.

१. ताठ उभे राहावे. हात शरीराच्या दोन्ही बाजूला सरळ असावेत.

२. श्वास आत घेत असताना दोन्ही हात खांद्यांच्या रेषेत वर आणावेत, हाताचे तळवे आकाशाच्या बाजूला असावेत.

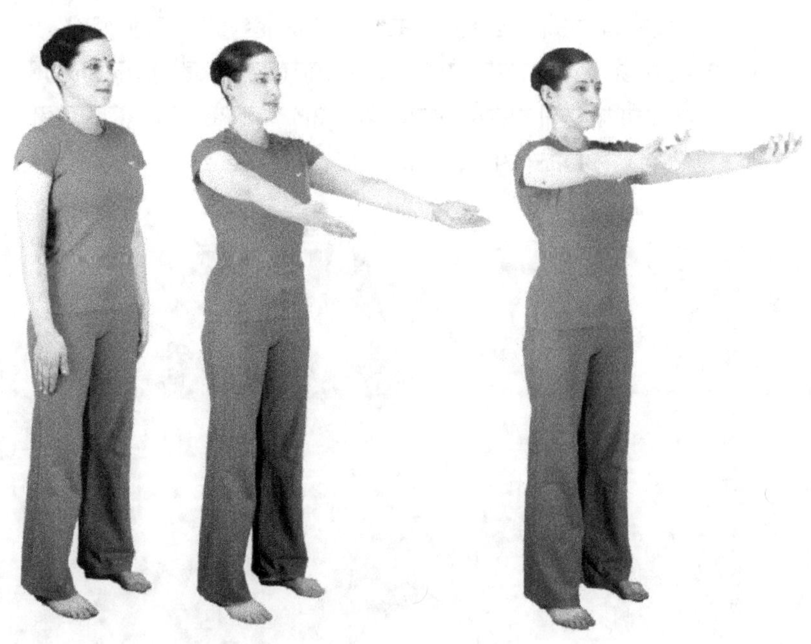

३. श्वास आत धरून, हाताच्या मुठी वळून, कोपरात वाकवून मुठी खांद्यांपर्यंत आणाव्यात.

हाताच्या मुठी न सोडता हळूहळू हात खांद्यांच्या समोर सरळ करावेत.

हात कोपरात वाकवून मुठी झटक्यात खांद्यांकडे न्याव्या (पण खांद्यांवर आपटू देऊ नये).

४. श्वास तोंडाने हळूहळू सोडत, मुठी सोडून, हात हळूहळू खाली आणत पूर्वस्थितीला यावे.

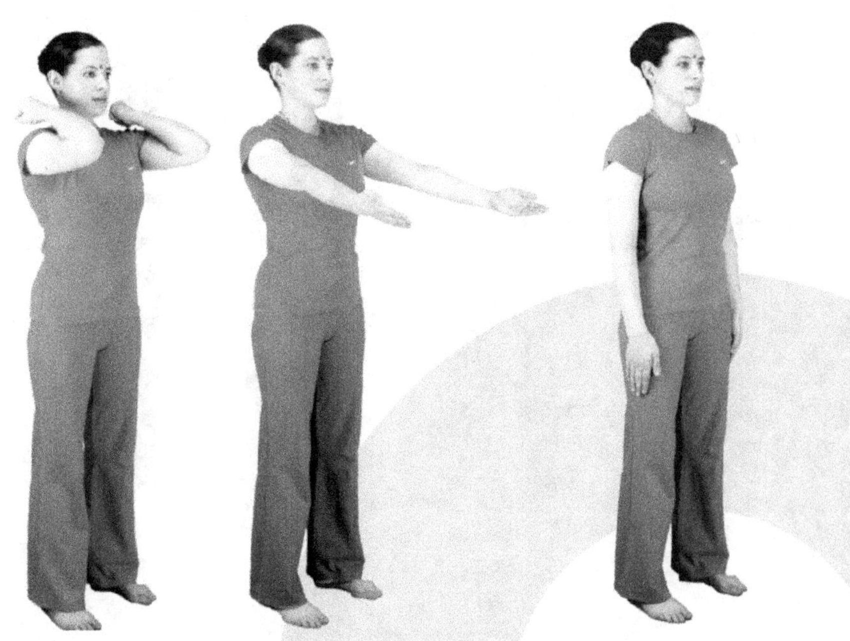

॥स्नेह॥

स्नेह क्रियेच्या अभ्यासाने फुप्फुसांना उत्तेजना मिळून जीवनशक्ती तसेच सकारात्मक भाव वाढायला मदत होते. ही क्रिया जास्तीत जास्त सात वेळा करावी.

१. दोन्ही टाचांमध्ये सुमारे १५-२० सें.मी. तर दोन्ही चवड्यांमध्ये २५-३० सें.मी. अंतर ठेवून ताठ उभे राहावे. हात शरीरालगत सरळ ठेवावेत.

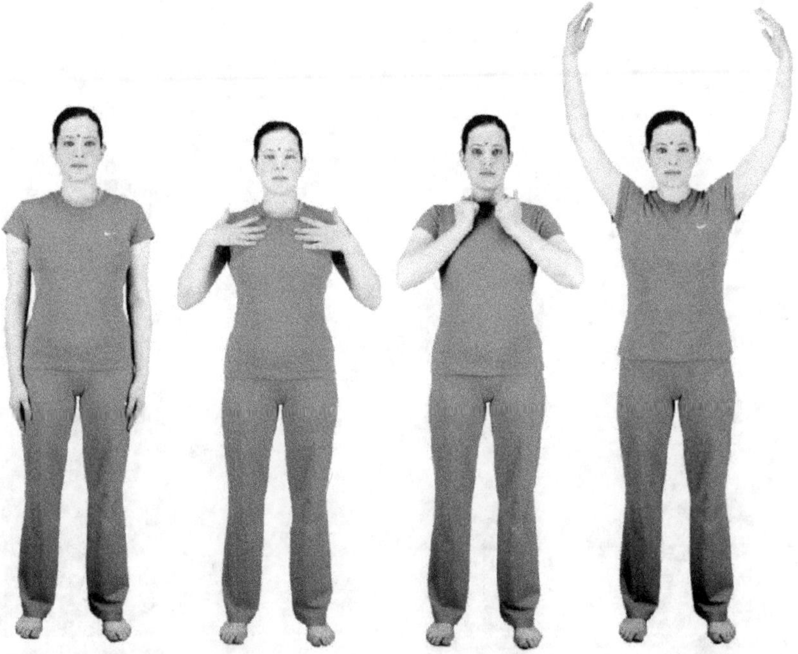

२. श्वास आत घेत असताना हाताच्या बोटांच्या टोकांनी छातीवर हलक्या हाताने मारावे.

३. श्वास आत धरून, हलक्या मुठी बांधून, तळहाताच्या मनगटाकडील मऊ भागाने छातीवर हळूहळू मारावे.

४. तोंडाचा चंबू करून, श्वास तोंडाने बाहेर सोडत असता, दोन्ही हात डोक्यावर ताठ करून बाजूने खाली करावेत.

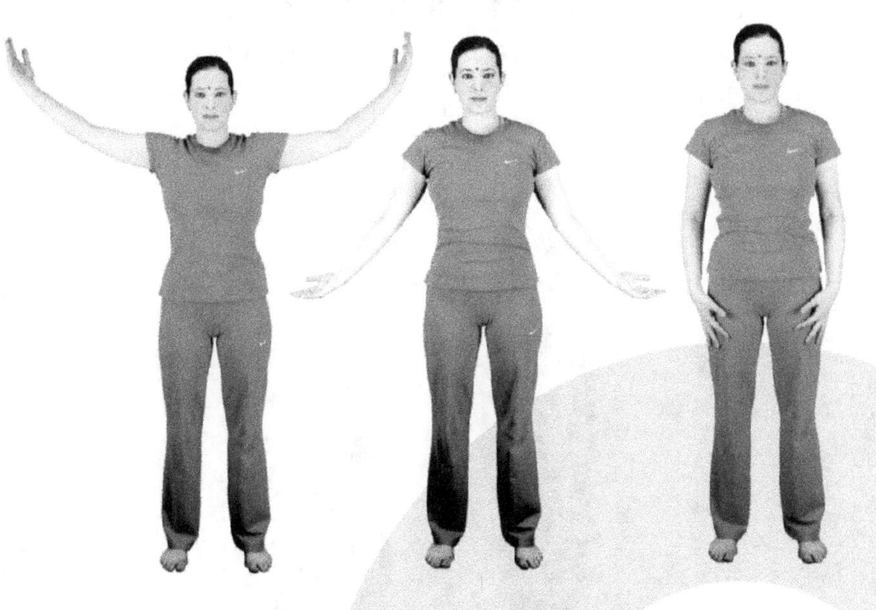

॥आराम॥

आराम क्रियेच्या अभ्यासाने मज्जासंस्थेला उत्तेजना मिळते, शरीराची संवेदना वाढते तसेच मानसिक ताण कमी होतो.
ही क्रिया जास्तीत जास्त पाच वेळा करावी.

१. ताठ उभे राहावे, दृष्टी समोर असावी.

२. हात 'नमस्ते'च्या स्थितीत जोडून, छातीजवळ असे ठेवावेत की दोन्ही अंगठे छातीच्या मध्यभागी टेकलेले असावेत. सावकाशपणे श्वास पूर्ण आत घ्यावा.

३. आपल्या क्षमतेनुसार श्वास आत कोंडून धरावा, बोटे फाकवून तळवे एकमेकांवर जोराने असे दाबावे की त्यांच्यात कंपन सुरू होईल. हातात सुरू झालेले कंपन हळूहळू पूर्ण शरीरभर पसरते आहे याकडे लक्ष ठेवावे.

४. तळव्यांचा दाब कमी करून, श्वास नाकाद्वारे बाहेर सोडत असताना हात खाली घ्यावेत.

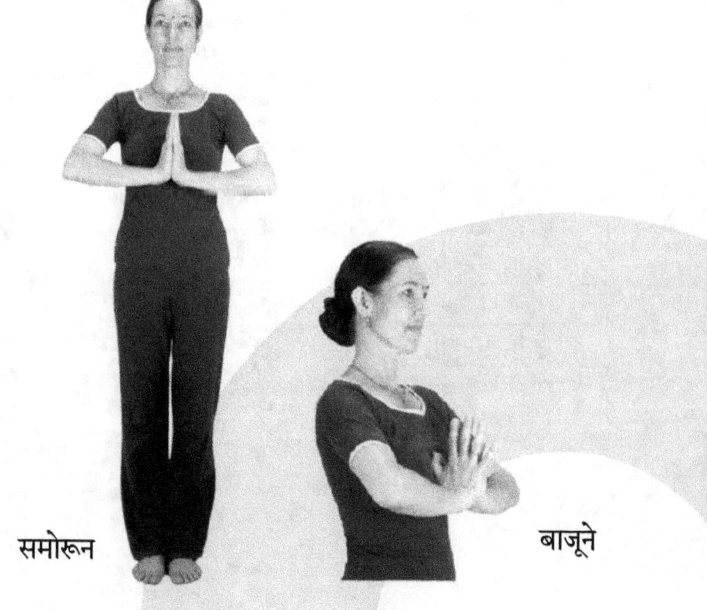

समोरून   बाजूने

‖विश्वप्रार्थना : सूर्यनमस्कार‖

सूर्यनमस्कार घातल्याने शारीरिक, मानसिक व आत्मिक अशा तिन्ही स्तरांवर संतुलन साधले जाते, मज्जासंस्थेला लाभ होतो, शरीराचा लवचिकपणा वाढतो, पचन सुधारते, सर्जनशीलता वाढते, फुप्फुसांची कार्यक्षमता वाढते, हृदयाला शक्ती मिळते व प्रतिकारशक्ती वाढते. सूर्यनमस्कार नियमितपणे घातल्याने आयुर्मर्यादा वाढण्यास मदत होते.

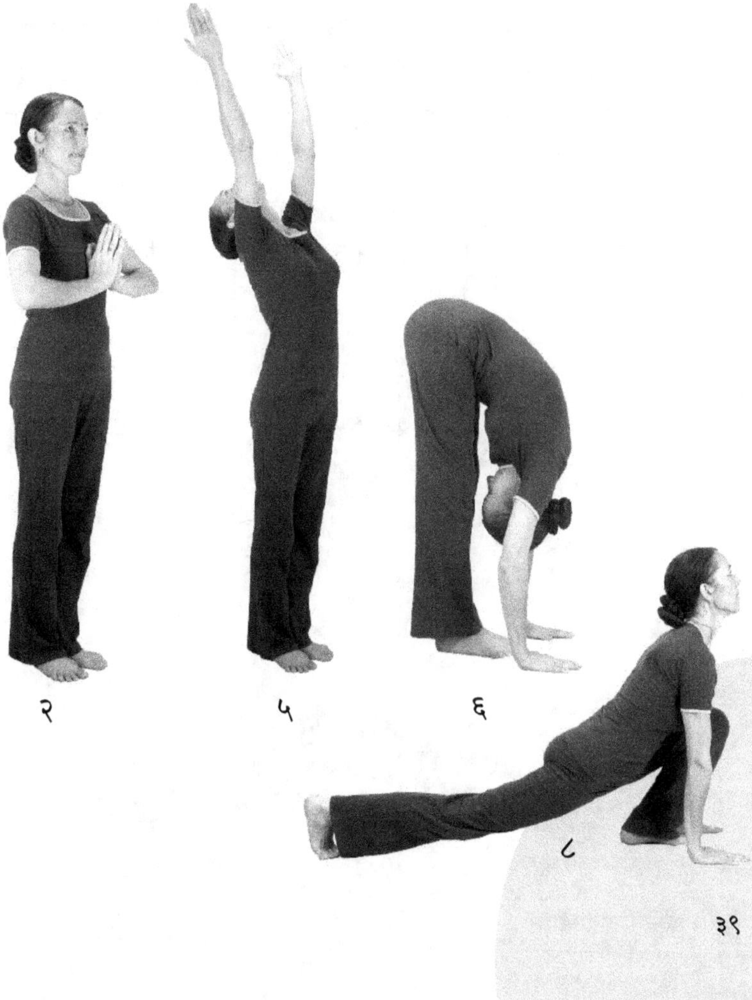

२   ५   ६   ८

१. सरळ ताठ उभे राहावे, दोन्ही पाय एकमेकांना चिकटलेले असावेत (सकाळच्या वेळी पूर्वेकडे तर संध्याकाळच्या वेळी पश्चिमेकडे तोंड असावे.) दृष्टी समोर असावी.

२. दोन्ही हात 'नमस्ते'च्या स्थितीत जोडून, हातांचे अंगठे छातीच्या मध्यभागी टेकवावेत. तळवे एकमेकांवर असे दाबावेत की त्यांच्यात कंपन सुरू होईल.

३. पायांपासून सुरुवात करून संपूर्ण शरीर क्रमाक्रमाने कडक / ताठर करण्यास सुरुवात करावी. प्रथम जमिनीवर अंगठ्याने व नंतर टाचेने दाब द्यावा, पोट आत व वर खेचावे.

४. उगवता सूर्य किंवा इतर कोणत्याही शक्तिस्रोताची कल्पना करून श्वास आत घ्यावा. कृतज्ञतेची भावना मनात आणून चेहऱ्यावर स्मित आणावे.

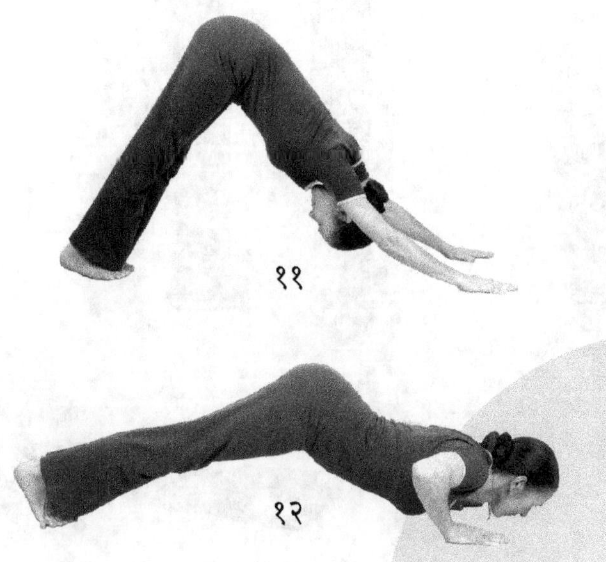

११

१२

५. श्वास आत घेत घेत हात सरळ वर करावेत; कंबरेतून जास्तीत जास्त मागे वाकण्याचा प्रयत्न करावा. दृष्टी आकाशाच्या दिशेला असावी. ही क्रिया करताना श्वास आत घ्यावा.

६. श्वास सोडत, कंबरेत वाकून, तळहात दोन्ही पावलांच्या जवळ टेकवावेत. पाठीचा कणा ताठ राहील याकडे लक्ष द्यावे. गुडघे न वाकवता डोके गुडघ्यांना टेकवण्याचा प्रयत्न करावा.

७. शक्य तेवढे पाय सरळ ठेवून डोके गुडघ्यांना लावण्याचा प्रयत्न करावा.

८. उजवा पाय मागे नेऊन, डावा पाय गुडघ्यात वाकवावा. उजव्या पायाच्या गुडघ्याचा जमिनीला स्पर्श होऊ देऊ नये.

९. दृष्टी समोर ठेवून श्वास आत घ्यावा, शरीराचा भार डाव्या पायावर असावा.

१०. हात न हलवता डावा पाय मागे घेऊन दोन्ही पावले एकमेकांना चिकटवून टाचा जमिनीला टेकवण्याचा प्रयत्न करावा. पाठीचा कणा व पाय सरळ असावेत. डोके खाली व दोन्ही हातांच्या मध्ये करून हनुवटी कंठस्थानी टेकवण्याचा प्रयत्न करावा. यावेळी शरीर उलट्या V च्या आकारात येते.

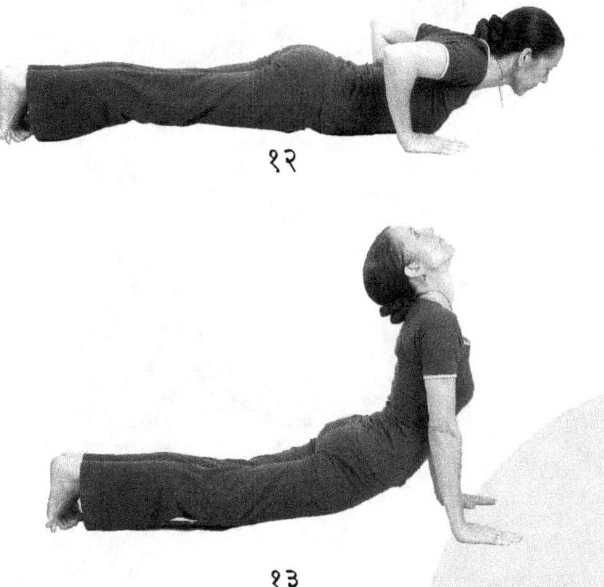

१२

१३

११. डोके दोन्ही हातांच्या मध्ये न्यावे व श्वास आत धरून ठेवावा.

१२. श्वास हळूहळू सोडत असताना शरीराचा भार हात व पायांच्या बोटांवर घेऊन शरीर जमिनीकडे आणून क्रमाने कपाळ, नाक व हनुवटीचा जमिनीला निसटता स्पर्श करावा.

१३. श्वास आत घेऊन हात कोपरात सरळ करून पाठीच्या कण्याला अशा प्रकारे बाक द्यावा की दृष्टी शक्य तेवढी आकाशाकडे वर होईल. हळूहळू श्वास आत घ्यावा. या स्थितीत फक्त दोन्ही हातांचे तळवे व पायाची बोटे जमिनीला टेकलेली असतील.

१४. नितंब वर उचलून परत एकदा शरीर उलट्या V च्या आकारात आणावे. डोके खाली व दोन्ही हातांच्या मधोमध असावे. श्वास आत धरून ठेवावा.

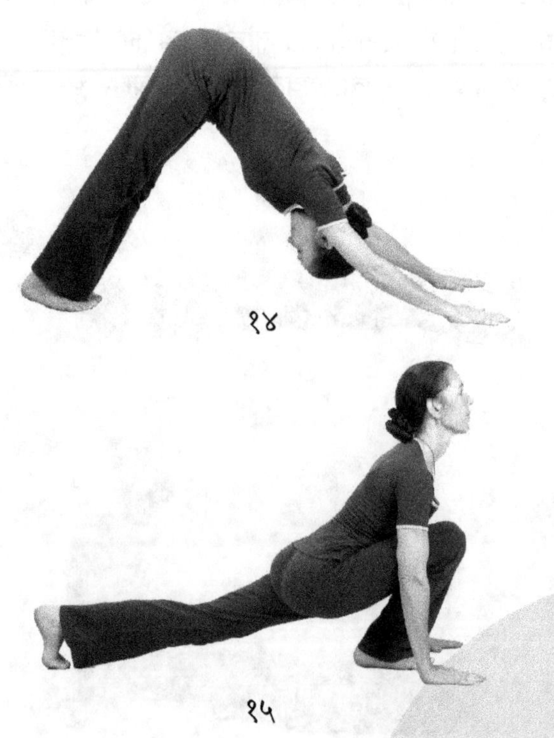

१५. उजवा पाय पुढे आणून श्वास बाहेर सोडावा. पाठीचा कणा ताठ असावा; दृष्टी समोर असावी.

१६. डावा पाय पुढे आणून डोके गुडघ्यांना टेकवण्याचा प्रयत्न करावा.

१७. श्वास आत घेत कंबरेतून सरळ होत जोडलेले हात छातीच्या मध्यभागी ठेवून पूर्वस्थितीला यावे.

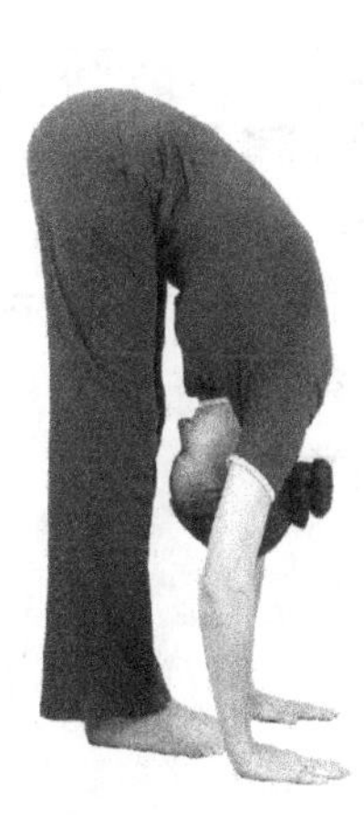

१६

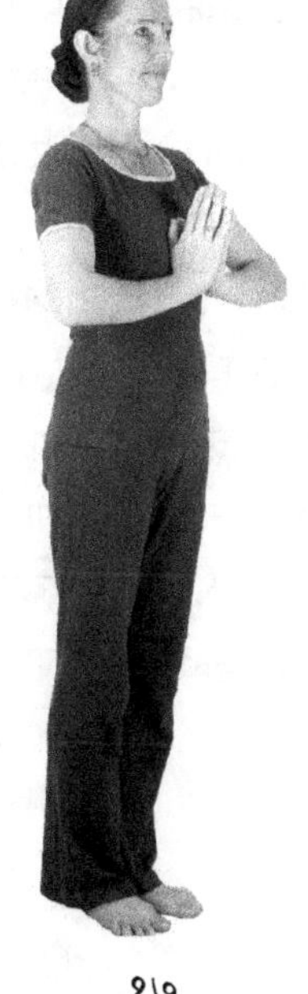

१७

सूचना

- प्रथम जमिनीवर हात ज्या ठिकाणी ठेवलेले असतील सूर्यनमस्कार पूर्ण होईपर्यंत तेथेच असावे.

- एकदा पाय मागे घेतला की हात व पायांतील अंतर बदलू नये.

- ११ ते १३ या स्थिती करताना शरीराचा भार हातांवर पेलणे शक्य नसल्यास गुडघे जमिनीला टेकवून क्रिया करावी. १३व्या स्थितीत आल्यानंतर परत एकदा गुडघ्यात पाय सरळ करावेत.

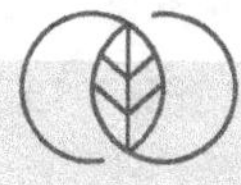

।।शाबास।।

शाबास क्रियेच्या अभ्यासाने शरीराची चुंबकीय शक्ती कार्यान्वित होते, श्वासोच्छ्वास दीर्घ करण्याची सवय लागते, शारीरिक ताण कमी होतो आणि इतरांकडून प्रशंसा मिळण्याची इच्छा पूर्ण होते.

ही क्रिया घड्याळ्याच्या काट्याच्या दिशेने जास्तीत जास्त सात वेळा आणि घड्याळ्याच्या काट्याच्या उलट्या दिशेने जास्तीत जास्त सात वेळा करावी.

१. ताठ उभे राहावे. हात शरीराच्या दोन्ही बाजूला सरळ असावेत. मुठी वळलेल्या असाव्यात व हातांचे अंगठे जमिनीकडे असावे.

२. श्वास आत घेत असता उजवा हात खांद्यांच्या रेषेत वर उचलून घड्याळ्याच्या काट्याच्या दिशेने अशा रीतीने गोल फिरवावा की दंडाचा नाकाला निसटता स्पर्श होईल. हात फिरवताना कोपरात ताठ असावा.

याप्रमाणे हात तीन ते पाच वेळा गोल गोल फिरवावा.

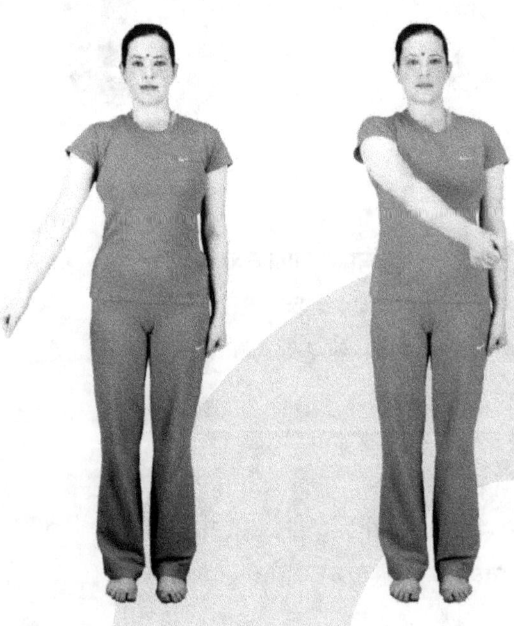

३. तिसऱ्या वेळी हाताची मूठ सोडून उजवा तळहात डाव्या खांद्यावर शाबासकी दिल्याप्रमाणे हळूच ठेवावा, जणू आपण स्वतःलाच शाबासकी देत आहोत (यावेळी उजवा हात कोपरात दुमडलेला असून शरीराशी काटकोनात असेल). श्वास पूर्णपणे बाहेर सोडत हात शरीराजवळ आणावा. पुन्हा श्वास घेऊन हात उचलून क्रियेचे दुसरे आवर्तन सुरू करावे.

४. हात शरीराजवळ आणावे.

५. ही क्रिया उजव्या हाताने काही वेळा करून झाल्यावर डाव्या हाताने करावी (डावा हात घड्याळाच्या काट्याच्या विरुद्ध दिशेने फिरवावा).

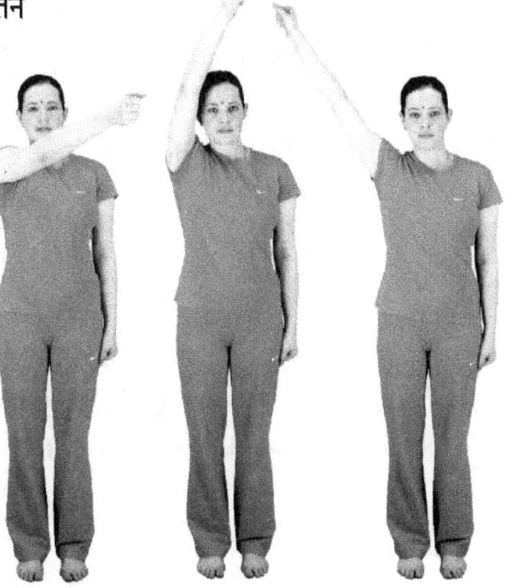

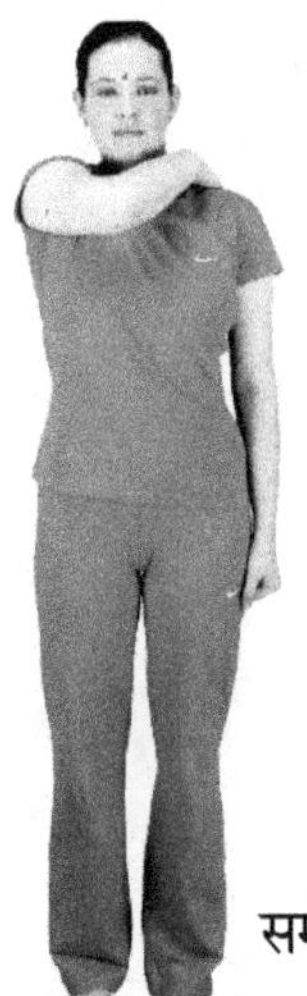

समोरून

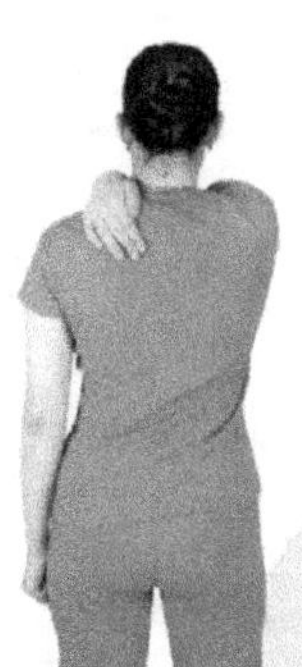

मागून

॥मानवता॥

मानवता क्रियेच्या अभ्यासाने वृत्ती स्थिर होते आणि मनुष्यात असलेली पशुत्व वृत्ती कमी होते. हिच्या अभ्यासाने पाठीचा कणा ताणला जातो व पाठीच्या कण्याच्या खालच्या बाजूचा ताण कमी होतो.

ही क्रिया प्रत्येक पायाने जास्तीत जास्त सात वेळा करावी.

१. भिंतीच्या समोर सरळ हाताच्या अंतरावर उभे राहावे. हात शरीरालगत दोन्ही बाजूला सरळ असावे.

२. दोन्ही हात वर उचलून शरीराशी काटकोनात आणावे आणि बोटांच्या टोकांनी भिंतीला स्पर्श करावा.

या वेळी पाठीचा कणा ताठ आणि जमिनीशी काटकोनात असावा.

३. हात एकमेकांना समांतर ठेवून थोडेसे पुढे झुकून हाताच्या तळव्यांनी भिंतीत दाबावे, दृष्टी दोन्ही हातांच्या मध्ये असावी.

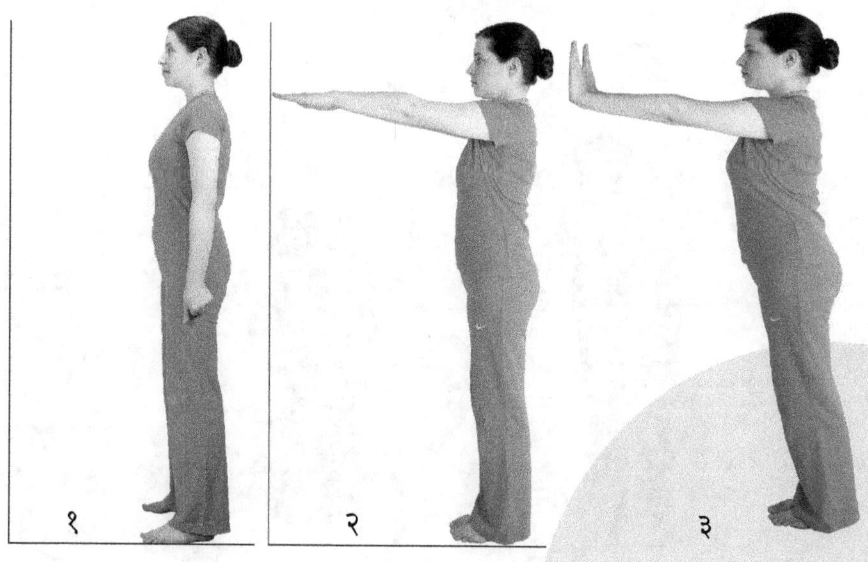

४. उजवा पाय गुडघ्यात दुमडून टाच नितंबाकडे आणावी.

५. श्वास नाकाद्वारे झटक्यात बाहेर सोडत असतानाच उजवा पाय जोरात मागे झटकावा (यावेळी पायाचा जमिनीला स्पर्श होऊ नये).

६. उजवा पाय जमिनीवर ठेवावा.
     ही क्रिया काही वेळा करावी.

७. नंतर हीच क्रिया डाव्या पायाने करावी.

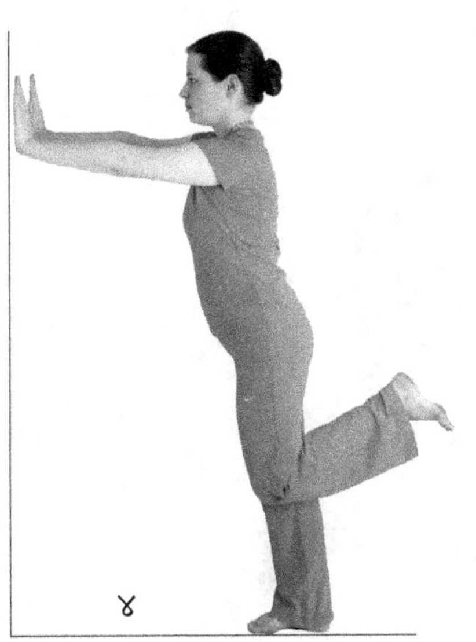

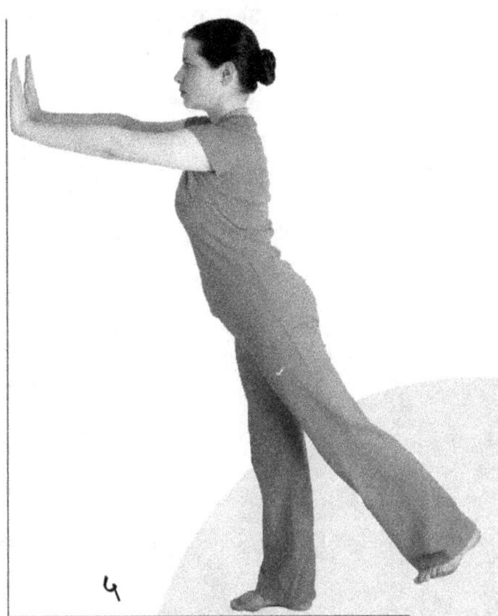

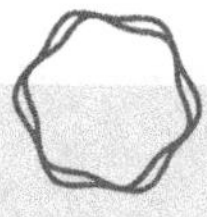

॥अमृत क्रिया॥

अमृत क्रियेच्या अभ्यासाने शरीरातील अतिरिक्त उष्णता (कडकी) कमी होते, भूक व तहान कमी होते, शरीराची जीवनशक्ती व प्रतिकारशक्ती वाढते.

या क्रियेच्या अभ्यासाने आयुर्मर्यादा वाढत असल्याने या क्रियेला अमृत क्रिया म्हटले जाते.

१. ताठ उभे राहावे. हात शरीराच्या दोन्ही बाजूला सरळ असावे किंवा वज्रासनात बसावे आणि हात मांड्यांवर असावे किंवा सुखासनात बसावे आणि हात गुडघ्यांवर ठेवावे; किंवा सिद्धासनात बसावे आणि हात गुडघ्यांवर ठेवावे. पाठीचा कणा ताठ असावा.

२. जिभेची सुरळी करून ती ओठात धरावी. तोंडाने जिभेच्या सुरळीने पूर्ण श्वास आत घ्यावा.

३. जीभ आत घेऊन तोंड बंद करावे.

४. पाण्याचा घोट गिळल्यासारखी कृती करावी.

५. नाकाने पूर्ण श्वास बाहेर सोडावा.

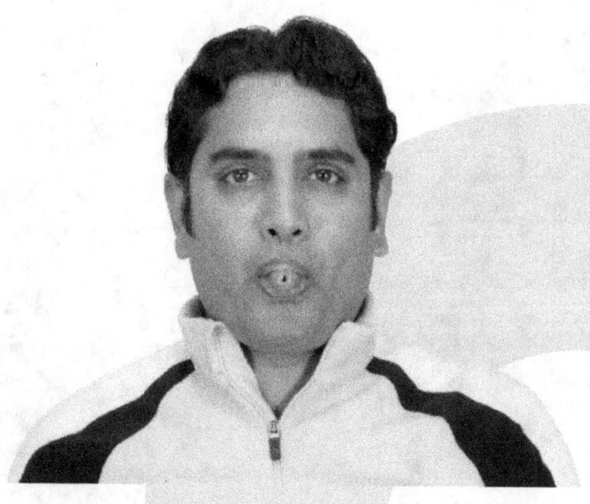

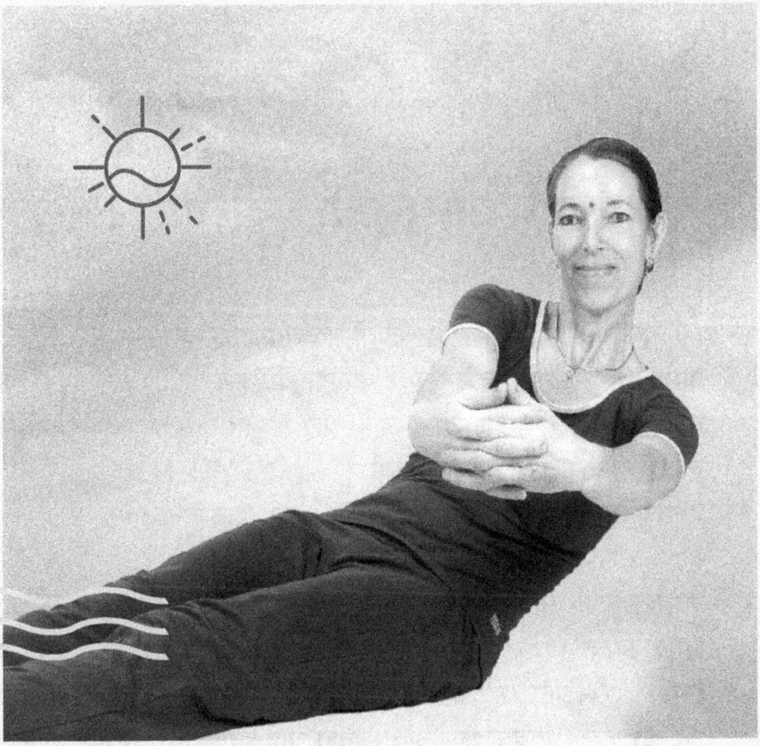

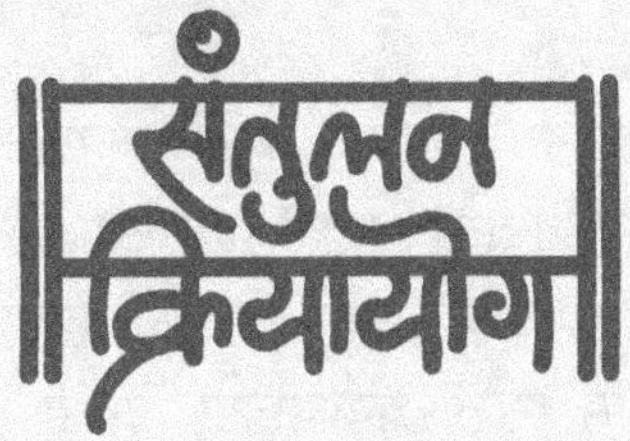

संतुलन क्रियायोग

स्काय : सर्वांसाठी सोपा योग

॥आसने॥

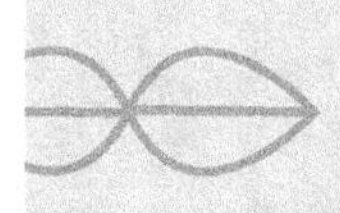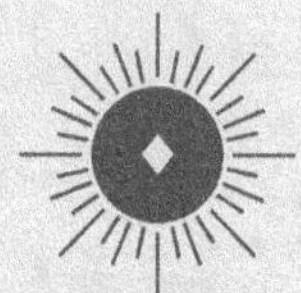

॥स्काय आसनांची पूर्वतयारी॥

स्काय आसनांचा अभ्यास सुरू करण्यापूर्वी सर्व सूचना नीट वाचाव्यात.

१. आसनांचा अभ्यास नव्याने सुरू करण्यापूर्वी कुशल प्रशिक्षकाकडून पूर्ण माहिती करून घेणे आवश्यक आहे. पोट रिकामे असताना व ताजेतवाने वाटत असतानाच या आसने करावी.

२. आसने करण्याच्या वेळी मन तणावरहित असणे आवश्यक आहे.

३. क्रिया व आसने खेळती हवा असलेल्या खोलीत करावी.

४. शरीरात कुठेही अतिरिक्त ताण येऊ न देता आपल्या क्षमतेनुसारच आसनांचा सराव करावा.

५. प्रत्येक आसन झटका न देता, संथ गतीने करावे तसेच आसनाच्या पूर्णस्थितीतून उलट्या क्रमाने सावकाशपणे पूर्वस्थितीत यावे. घाईघाईत कुठलेही आसन सोडू नये.

६. दुसरी कुठलीही सूचना नसल्यास आसने करताना दृष्टी समोर असावी; श्वासोच्छ्वास नियमित व संथ गतीने चालू ठेवावा.

७. मानेचा, पाठीच्या कण्याना, सांध्यांचा वगैरे काही त्रास होत असल्यास आसनांचा अभ्यास सुरू करण्याच्या आधी तज्ज्ञांचा सल्ला घेणे आवश्यक आहे.

८. नियमितपणे काही काळ आसनांचा अभ्यास केल्यावरच त्यांचे परिणाम अनुभवास येतात.

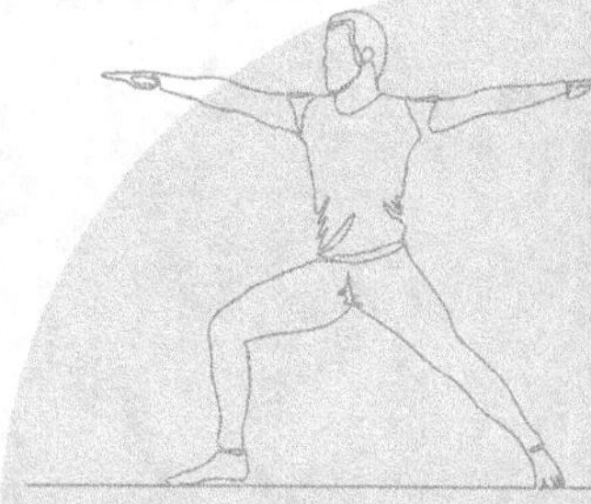

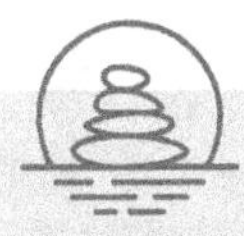

॥पद्मासन॥

पद्मासनाच्या अभ्यासाने पोटाच्या भागात रक्ताभिसरण सुधारल्यामुळे पचनसंस्थेची व उत्सर्जनसंस्थेची कार्यक्षमता वाढते; पाठीचा कणा, माकडहाड व त्रिकास्थीच्या प्रदेशातील मज्जातंतूंना ताकद मिळते; घोट्यांची व गुडघ्यांची लवचिकता वाढते.

पद्मासनाच्या नियमित अभ्यासाने मन शांत व एकाग्र व्हायला मदत मिळते. पद्मासनात बसून ध्यानधारणा केली जाते.

१. दोन्ही पाय जुळवलेल्या स्थितीत सरळ ठेवून जमिनीवर बसावे. दोन्ही हातांचे तळवे खांद्याच्या खाली जमिनीवर टेकवावे. बोटे एकमेकांना जुळवलेली आणि पावलांच्या दिशेला असावी.

२. उजवा पाय दुमडून छातीजवळ आणावा.

३. उजवे पाऊल हाताने पकडून डाव्या मांडीवर ठेवावे. उजव्या पायाची टाच पोटाला टेकलेली असावी, पायाचा तळवा आकाशाच्या दिशेला असावा.

४. डावे पाऊल हाताने पकडून उजव्या मांडीवर ठेवावे. डाव्या पायाची टाच पोटाला टेकलेली असावी, पायाचा तळवा आकाशाच्या दिशेला असावा.

५. खांद्यांवर ताण येऊ न देता पाठीचा कणा ताठ ठेवून दोन्ही हात ध्यानमुद्रेत गुडघ्यांवर ठेवावेत. डोळे बंद करावेत. हे आसन नियमित केल्याने काही कालावधीनंतर गुडघे जमिनीला टेकणे शक्य होते.

६. या स्थितीत काही वेळ राहून उलट्या क्रमाने आसन सोडून पूर्वस्थितीला यावे.

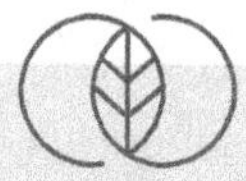

॥हस्तताण॥

हस्तताणाच्या अभ्यासाने दंडाच्या स्नायूंमधला तणाव कमी होतो, मानेला व पाठीला व्यायाम मिळतो. दिवसभर एकाच स्थितीत बसून काम करणाऱ्यांना याचा विशेष उपयोग होताना दिसतो.

१. वज्रासनात किंवा दंडासनात बसावे.

२. मुठी वळून हात छातीसमोर अशा रीतीने धरावे की डाव्या हाताच्या बोटांच्या दुसऱ्या व तिसऱ्या पेरांचा स्पर्श उजव्या हाताच्या बोटांच्या दुसऱ्या व तिसऱ्या पेरांना होईल.

३. दोन्ही मुठींचा स्पर्श झालेला असलेल्या स्थितीत हात ठेवून श्वास आत घेऊन हात शरीरासमोर सरळ करावे.

४. श्वास सोडत हात कोपरात वाकवून परत मुठी छातीसमोर आणाव्यात.

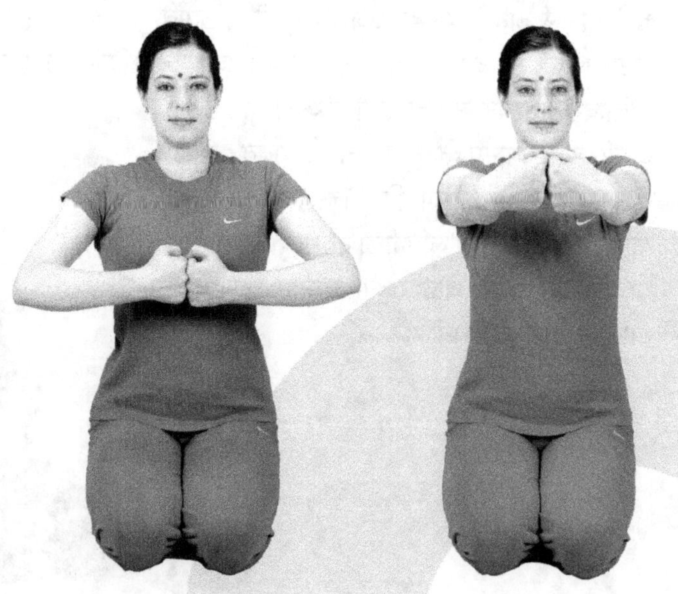

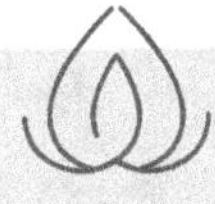

॥मणिबन्धृधृति॥

१. सुखासन, सिद्धासन वा वज्रासनात बसावे.

२. डाव्या हाताच्या तळव्याने उजव्या मनगटाचा वरचा भाग आणि उजव्या हाताच्या तळव्याने डाव्या मनगटाचा वरचा भाग पकडावा.

३. श्वास आत घ्यावा.

४. श्वास बाहेर सोडत सोडत हात डोक्यावर न्यावे. दंड जास्तीत जास्त डोक्याच्या मागे नेण्याचा प्रयत्न करावा. कोपरात हात वाकवून डाव्या हाताचे कोपर आकाशाकडे व उजव्या हाताचे कोपर खाली नेण्याचा प्रयत्न करावा.

५. श्वास आत घेऊन हात वर करावेत.

६. हीच क्रिया उलट्या बाजूने करावी.

७. येथे एक आवर्तन पूर्ण झाले. याप्रमाणे पाच-सहा आवर्तने करावीत.

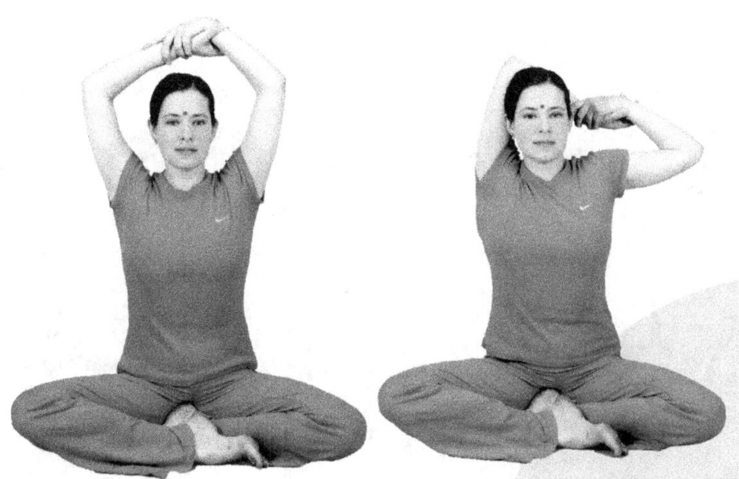

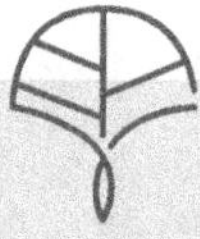

॥स्कंधचक्र॥

स्कंधचक्र आसनाच्या अभ्यासाने खांद्याचा सांधा मोकळा होतो; खांदा व मानेच्या भागातील ताण कमी होतो आणि पाठीला व्यायाम मिळतो. वज्रासन वा सुखासनात बसून किंवा उभे राहूनही हे आसन करता येते.

१. हात कोपरात वाकवून दोन्ही हातांच्या बोटांची टोके खांद्यावर टेकवावी.

२. दंड जमिनीला समांतर म्हणजेच शरीराला लंब ठेवून दोन्ही कोपरे एकमेकाला जुळवलेल्या स्थितीत छातीसमोर आणावीत.

३. आता हात वर्तुळाकार फिरवायला सुरुवात करण्यासाठी कोपरे वर उचलावीत, यावेळी दंडाच्या आतल्या भागाचा कानाला स्पर्श करण्याचा प्रयत्न करावा.

४. हात प्रथम बाहेरच्या बाजूला नंतर शक्य तेवढे मागच्या बाजूला नेऊन वर्तुळाकार फिरवावे.

५. शेवटी दोन्ही कोपरे एकमेकाला जुळवलेल्या स्थितीत छातीसमोर आणावी. याप्रमाणे दहा आवर्तने करावी. उलट्या दिशेने दहा आवर्तने करावी.

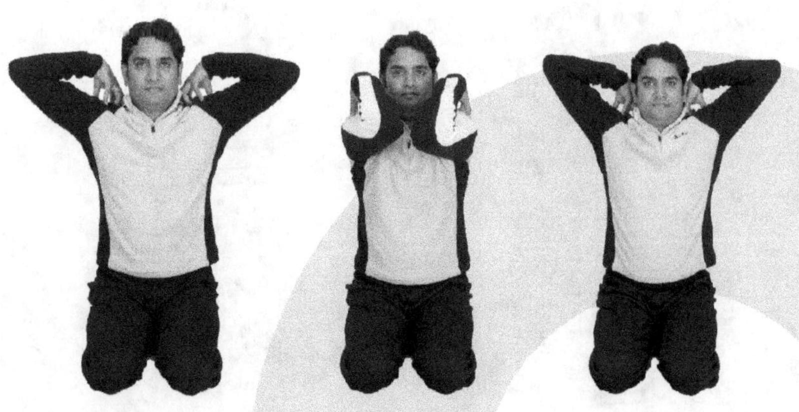

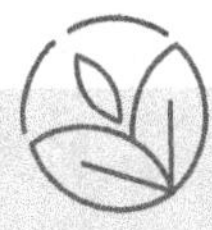

॥ग्रीवासंचालन॥

ग्रीवा संचालनाच्या अभ्यासाने मानेतून निघणाऱ्या नसांवर आलेला ताण कमी झाल्याने डोळे व श्वसनसंस्था यांच्यावर चांगला परिणाम होतो, पाठीला व्यायाम मिळतो तसेच थायरॉइड ग्रंथीची कार्यक्षमता वाढते.

१. जमिनीवर सुखासनात, पद्मासनात वा वज्रासनात बसावे.

२. श्वास बाहेर सोडत असताना मान वाकवून हनुवटी छातीला टेकवावी, श्वास आत घेत असताना हळूहळू मान वर करून हनुवटी छताकडे करावी. ही क्रिया सहा ते आठ वेळा करावी.

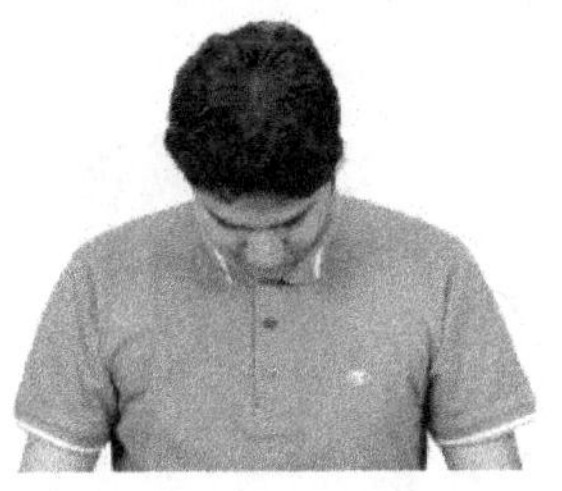
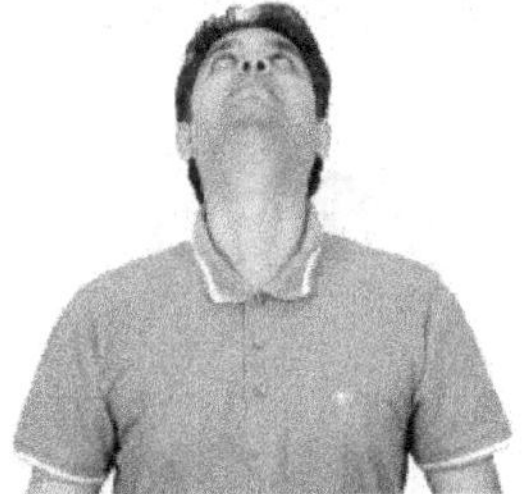

३. श्वास पूर्णपणे आत घ्यावा. श्वास बाहेर सोडत असताना शक्य तेवढी मान उजवीकडे वळवावी. श्वास आत घेत असताना मान सरळ करावी. श्वास बाहेर सोडत असताना शक्य तेवढी मान डावीकडे वळवावी. श्वास आत घेत असताना मान सरळ करावी. ही क्रिया सहा ते आठ वेळा करावी.

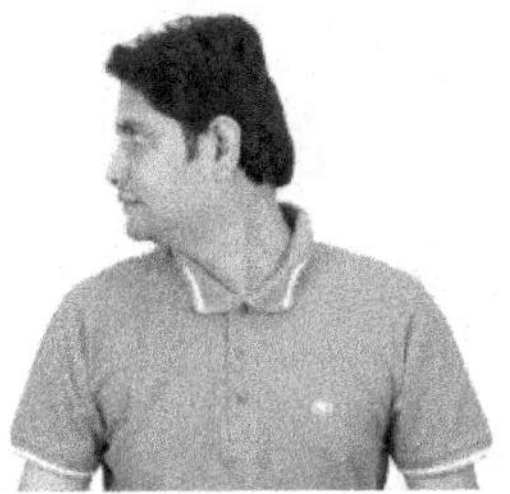
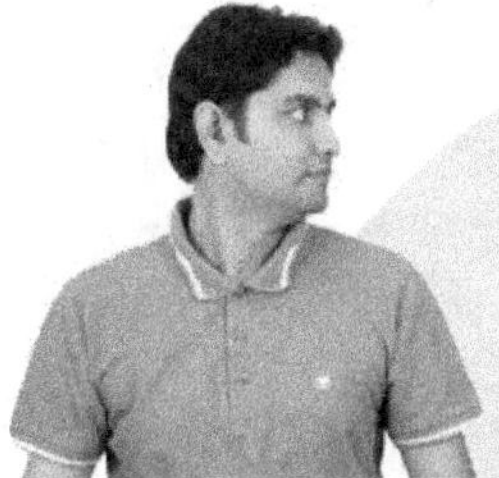

४. श्वास पूर्णपणे आत घ्यावा. श्वास बाहेर सोडत असताना मान उजव्या खांद्याकडे न्यावी. श्वास आत घेत असताना मान सरळ करावी. आस बाहेर सोडत असताना डाव्या खांद्याकडे न्यावी श्वास आत घेत असताना मान सरळ करावी. ही क्रिया करताना खांदा उचलला जाणार नाही याची काळजी घ्यावी.

ही क्रिया समारे सहा ते आठ वेळा करावी.

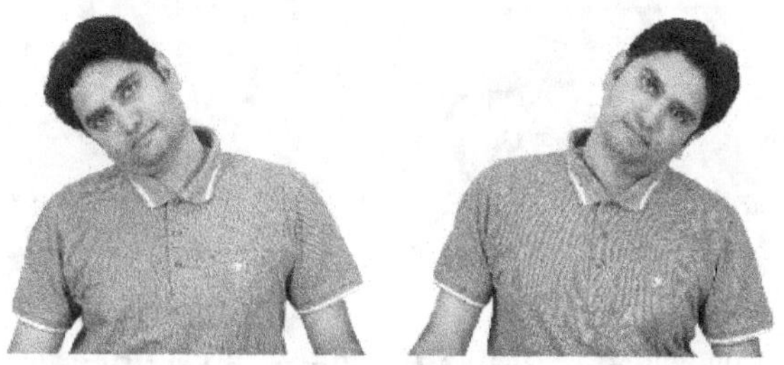

।।परिवर्तित चक्रासन।।

परिवर्तित चक्रासनाच्या अभ्यासाने पाठीच्या कण्याची लवचिकता वाढते वसेच मज्जासंस्थेला बळकटी येते, पोटाच्या व छातीच्या स्नायूंना बल मिळते, कंबरेला आरोग्य मिळते, फुप्फुसांची क्षमता वाढते तसेच पूर्ण श्वसनसंस्थेला लाभ मिळतो.

हे आसन दोन्ही बाजूंनी दोन ते चार वेळा करावे.

हे आसन करताना श्वासोच्छ्वासाची गती नियमित असावी.

१. दोन्ही पायांत थोडे अंतर ठेवून ताठ उभे राहावे. पायांचे चवडे, टाचा, घोटे व गुडघे एकमेकाला जुळवावेत. दृष्टी समोर असावी.

२. दोन्ही हात खांद्यांच्या रेषेत येईपर्यंत, शरीराच्या बाजूला वर करावेत. हात कोपरात ताठ व जमिनीला समांतर असावेत.

३. हळूहळू कंबर उजवीकडे लववावी. शरीर पुढे किंवा मागे झुकणार नाही याकडे लक्ष असू द्यावे.

उजवा हात खाली करून पायावरून खाली सरकवावा.

डाव्या हाताचा तळवा आकाशाच्या दिशेला ठेवून, हात वर उचलून दंड कानावर दाबून जास्तीत जास्त डावीकडे वाकावे. यावेळी मनगट वा कोपर वाकलेले नसावे.

आपल्या क्षमतेनुसार या स्थितीत राहावे.

४. उलट्या क्रमाने पूर्वस्थितीला यावे.

५. हेच आसन विरुद्ध दिशेनेही करावे.

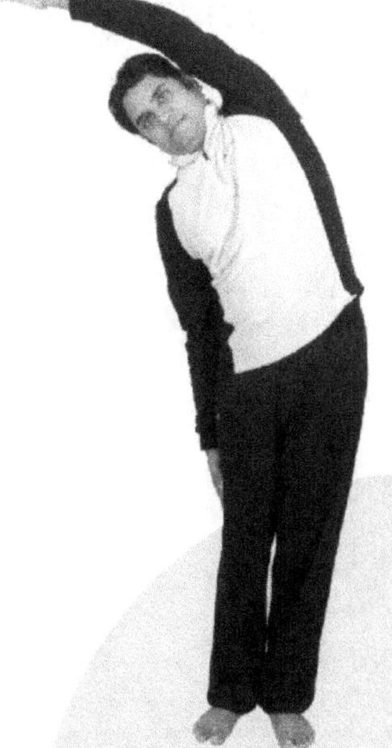

॥दळण॥

दळण आसनाच्या अभ्यासाने पोट व मांड्यांवरची अतिरिक्त चरबी कमी होते, पोटाचे स्नायू बळकट होतात, मानेला व पाठीला व्यायाम मिळून पाठीचे दुखणे कमी होते. पचनसंस्थेच्या व पुनरुत्पादनसंस्थेच्या अवयवांना मसाज झाल्याने पचन व मासिक पाळीसंबंधी तक्रारी कमी होतात. बाळंतपणातही या आसनाचा खूप चांगला उपयोग होताना दिसतो. या आसनाच्या अभ्यासाने सर्व शरीरात प्राणशक्तीचा संचार व्हायला मदत होते.

१. दंडासनात बसावे.

२. दोन्ही हातांची बोटे एकमेकांत गुंतवून हात छातीसमोर सरळ करावे. दोन्ही हात पायांभोवती मोठ्या वर्तुळाच्या आकारात घड्याळ्याच्या काट्याच्या दिशेत जात्यावर दळण दळल्याप्रमाणे आठ-दहा वेळा फिरवावे. यावेळी शरीरही गोलाकार फिरेल. पाय जमिनीवरून उचलले जाऊ नयेत आणि हात सरळ असावेत.

३. हीच क्रिया घड्याळ्याच्या काट्याच्या उलट्या दिशेत करावी.

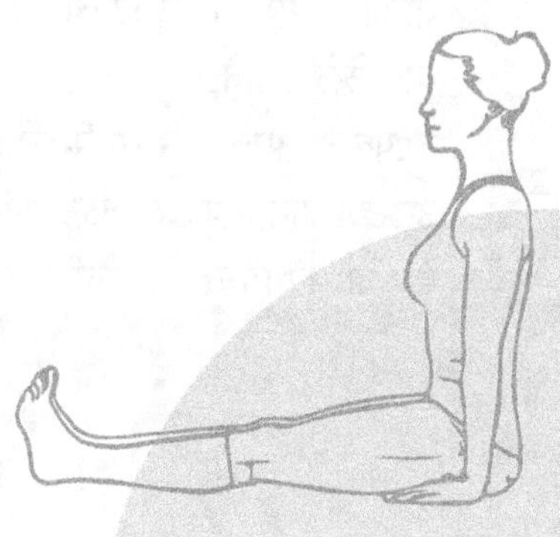

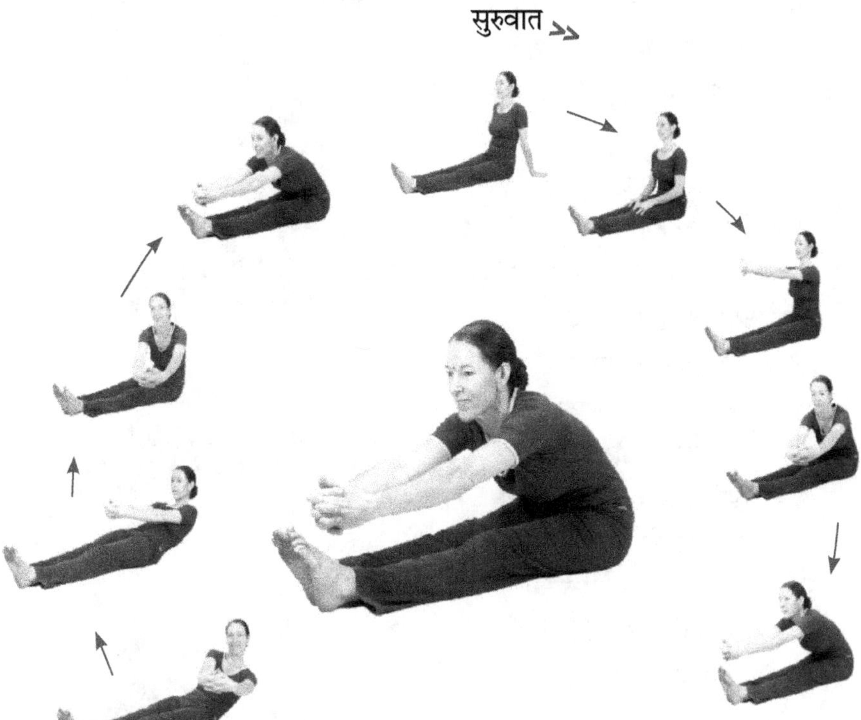

सुरुवात

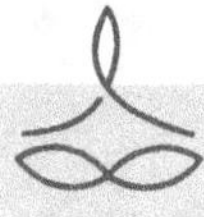

||मर्कटासन||

मर्कटासनच्या अभ्यासाने ओटीपोटाच्या भागातील सर्व अवयवांकडे रक्तपुरवठा अधिक प्रमाणात होतो, गॅसेस् कमी होतात. मानेला व पाठीला व्यायाम मिळतो, पाठीच्या कण्याचे आरोग्य उत्तम स्थितीत राहते, कंबरेचे सौष्ठव वाढते.

याची आठ आवर्तने करावी.

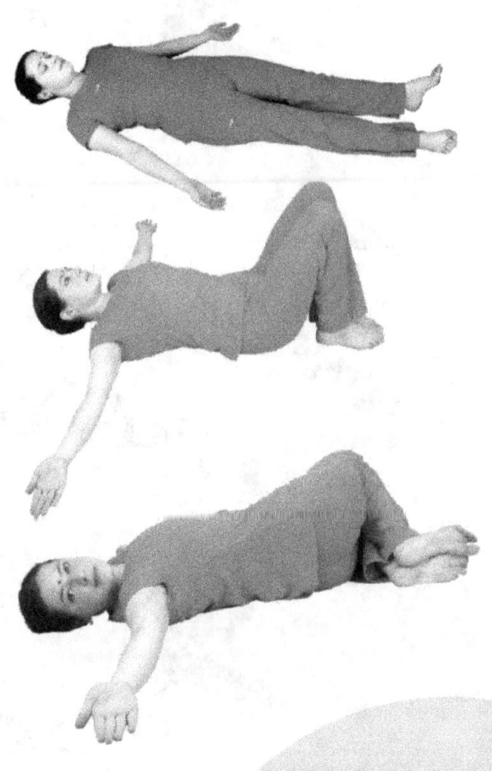

१. पाठीवर झोपावे.

२. दोन्ही हात खांद्यांच्या रेषेत सरळ ठेवावे, हाताचे तळवे आकाशाकडे असावे.

३. पाय गुडघ्यात दुमडून टाचा नितंबाजवळ आणाव्या.

४. श्वास बाहेर सोडत सोडत गुडघे उजवीकडे जमिनीकडे न्यावे. गुडघे व टाचा एकमेकांना जुळलेल्या असाव्या. याच वेळी डोके छातीकडे वळवावे.

५. श्वास आत घेत घेत स्थिती क्र. ३ मध्ये यावे.

६. श्वास बाहेर सोडत सोडत गुडघे डावीकडे जमिनीकडे न्यावे. गुडघे व टाचा एकमेकाला जुळलेल्या असाव्या; डोके उजवीकडे वळवावे.

येथे एक आवर्तन पूर्ण झाले. अशी आठ आवर्तने करावी. यामुळे विशेषतः पाठीच्या कण्याच्या वरच्या भागाला व्यायाम होतो.

या आसनात खालीलप्रमाणे बदल करता येतो.

१. टाचांमध्ये सुमारे एक फूट अंतर ठेवावे व टाचा अगदी नितंबाजवळ न आणता उर्वरित क्रिया वरीलप्रमाणेच कराव्या. आठ आवर्तने करावी.

यामुळे विशेषतः पाठीच्या
कण्याच्या मधल्या व खालच्या
भागाला व्यायाम होतो.

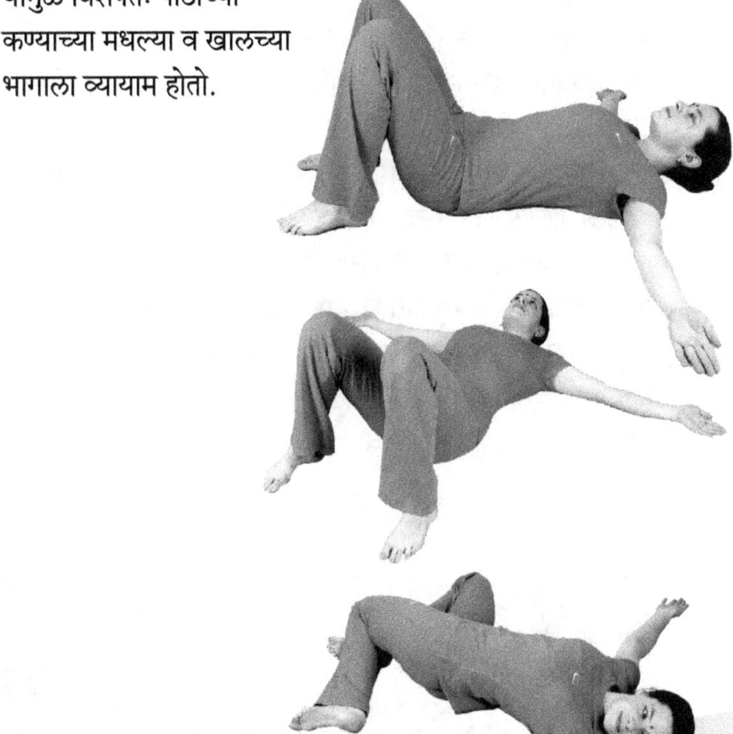

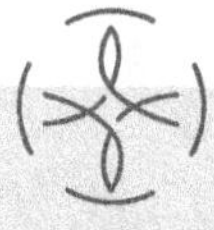

॥अर्धशलभासन॥

अर्धशलभासनाच्या अभ्यासाने मानेला व पाठीला व्यायाम मिळतो. पाठीचे, पोटाचे व कंबरेचे स्नायू बळकट झाल्यामुळे सायटिका, लंबगोसारखे विकार व्हायला प्रतिबंध होतो. पोटाच्या स्नायूंवर दाब आल्याने पचनक्रिया सुधारते व पोटावरील अतिरिक्त चरबी कमी होते. याच्या अभ्यासाने कुंडलिनी उत्तेजित होते.

१. पोटावर झोपावे, दोन्ही पाय एकमेकांना जुळलेले असावेत. हाताचे तळवे आकाशाच्या दिशेने असावेत; हातांमध्ये ताण नसावा. हनुवटी जमिनीला टेकलेली असावी.

२. श्वास आत घेत घेत, डावा पाय शक्य तेवढा वर उचलावा. पाय गुडघ्यात दुमडला जाणार नाही तसेच खांदा वा ओटीपोट वर उचलले जाणार नाही वा पिळवटले जाणार नाही याकडे लक्ष ठेवावे.

३. या स्थितीत राहून शक्य तितकी श्वासाची आवर्तने करावी.

४. श्वास बाहेर सोडत सोडत हळूहळू पाय खाली आणावा.

५. हीच क्रिया दुसऱ्या पायाने करावी.

६. या क्रियेची दोन आवर्तने करावी.

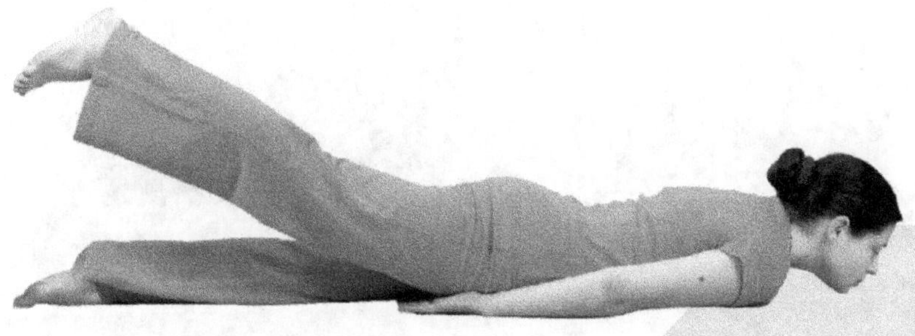

॥शलभासन॥

काही दिवस अर्धशलभासनाचा सराव झाल्यावर शलभासन करण्यास सुरुवात करावी.

१. पोटावर झोपावे, दोन्ही पाय एकमेकांना जुळवावे. हनुवटी जमिनीला टेकलेली असावी.

२. दोन्ही हात मांड्यांखाली ठेवावे, तळवे आकाशाच्या दिशेने असावेत.

३. श्वास आत घेत, कंबर व नितंबाच्या स्नायूंचे आकुंचन करून दोन्ही पाय शक्य तेवढे वर उचलावे. हनुवटी जमिनीला टेकलेली राहील, खांदे उचलले जाणार नाहीत व पाय सरळ राहतील याकडे लक्ष ठेवावे.

४. या स्थितीत राहून शक्य तितकी श्वासाची आवर्तने करावी.

५. श्वास बाहेर सोडत सोडत हळूहळू पाय खाली आणावेत.
     आणखी एक आवर्तन करावे.

सूचना : या आसनात पाठीचा कणा मागच्या बाजूला वाकवला जातो त्यामुळे या आसनानंतर पुढे वाकून करायचे आसन करणे उत्तम असते.

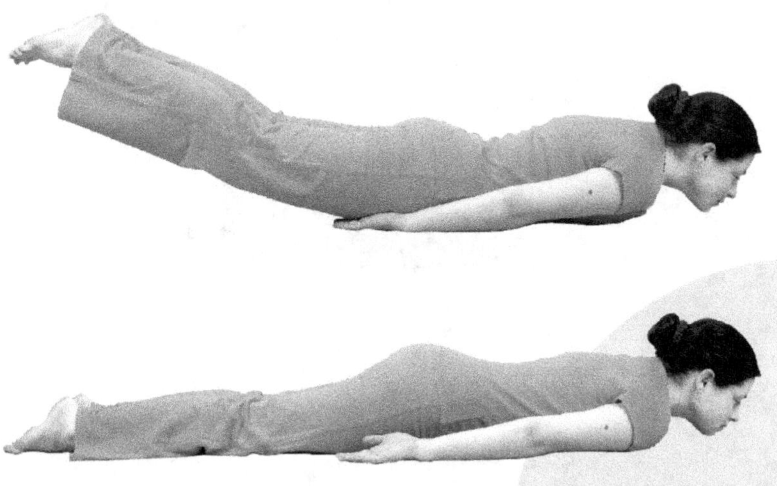

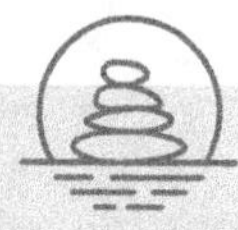

॥धनुरासन॥

हे आसन भुजंगासन व शलभासन या दोन आसनांचे एकत्रीकरण असल्याने धनुरासनाच्या अभ्यासाने दोन्ही आसनांमुळे मिळणारा लाभ मिळतो. या आसनाच्या अभ्यासाने पाठीच्या कण्याची व पाठीच्या स्नायूंची लवचिकता वाढते व मज्जातंतूंना बळकटी मिळते.

१. पोटावर झोपावे. पाय एकमेकांना जुळवावे. हात शरीरालगत सरळ ठेवावे, हाताचे तळवे आकाशाच्या दिशेला असावे. कपाळ जमिनीला टेकलेले असावे.

२. पाय गुडघ्यात वाकवून, पायांच्या टाचा नितंबाजवळ आणाव्या.

३. दोन्ही गुडघ्यांत थोडे अंतर ठेवून हातांनी पायाचे घोटे पकडावेत. घोटे पकडताना हातांचे अंगठे आतल्या बाजूला व इतर चार बोटे बाहेरच्या बाजूला असावी तसेच दोन्ही पायांचे अंगठे एकमेकांना टेकलेले असावे.

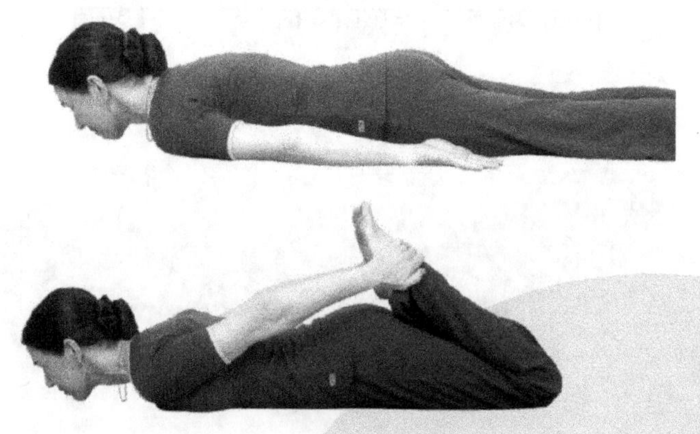

४. पाय व डोके हळूहळू जास्तीत जास्त वर उचलावे.
    हात कोपरात सरळ असावेत.
    या स्थितीत संपूर्ण शरीराचा भार नाभीभोवतीच्या भागावर येईल. आपल्या
    क्षमतेनुसार या स्थितीत स्थिर राहावे.
५. हातांनी पकडलेले घोटे सोडून, दोन्ही हात, छाती व डोके जमिनीला टेकवून
    पूर्वस्थितीला यावे. काही क्षण आरामात पोटावर झोपून राहावे.

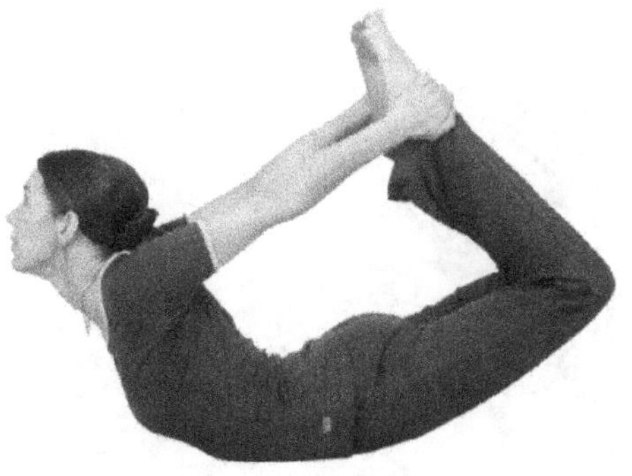

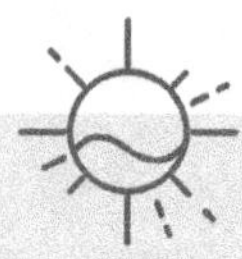

॥जानुशीर्षासन॥

या आसनाच्या अभ्यासाने खुब्याच्या सांध्यातील तणाव कमी होतो तसेच मानेला व पाठीला व्यायाम मिळतो. कांती सुधारते, शरीरातील विषद्रव्ये व पोटावरील अतिरिक्त चरबी कमी होण्यास मदत होते, ॲड्रीनल ग्रंथींची कार्यक्षमता वाढते, रक्तदाबाचा त्रास कमी होण्यास मदत मिळते. मन शांत व्हायला मदत मिळते.

१.	दंडासनात बसावे.

उजवा पाय गुडघ्यात दुमडून उजव्या पायाच्या तळव्याचा डाव्या मांडीला स्पर्श होईल अशा रीतीने ठेवावा. संपूर्ण डाव्या पायाचा जमिनीला स्पर्श झालेला असावा.

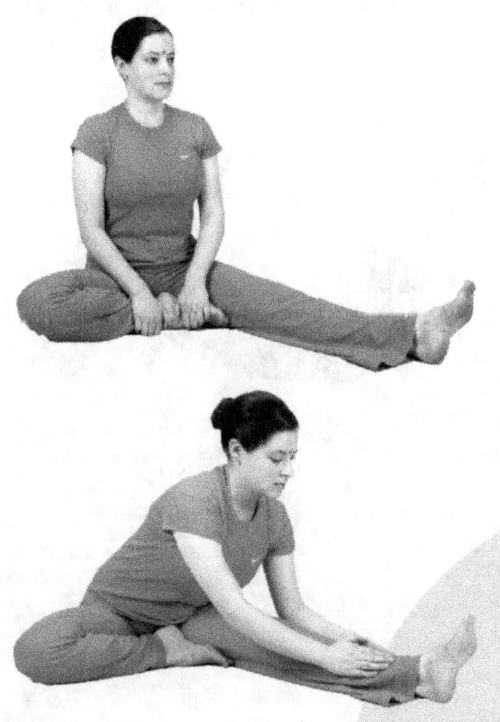

२. श्वास सोडत असताना, पाठीचा कणा सरळ ठेवून शक्य तेवढे डाव्या मांडीकडे झुकावे.

किंवा

शक्य असल्यास दोन्ही हातांनी डावा पायाचा अंगठा किंवा तळवा पकडून डोके डाव्या गुडघ्यावर टेकवण्याचा प्रयत्न करावा. यावेळी पाठीचा कणा सरळ राहील याकडे लक्ष ठेवावे.

३. या स्थितीत तीन ते पाच श्वासोच्छ्वास होईपर्यंत राहावे.

४. श्वास आत घेत पूर्वस्थितीला यावे.

५. हीच क्रिया उजव्या बाजूने करावी.

या आसनाची दोन आवर्तने करावी.

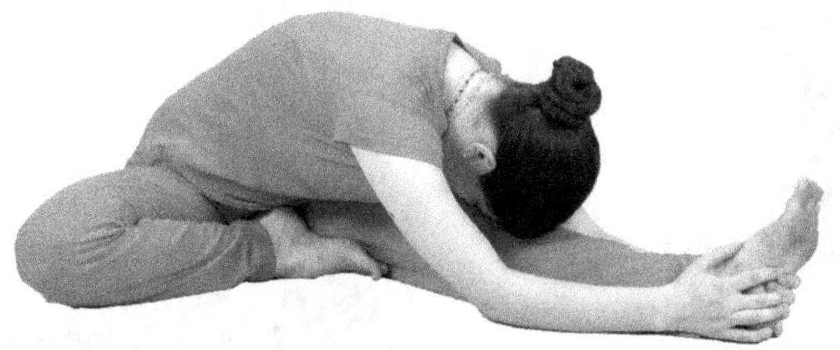

॥उग्रासन॥

उग्र म्हणजे कठीण. या आसनाला उपविष्टकोनासन असेही म्हणतात. उग्रासनाच्या अभ्यासाने मांडीच्या आतील भागाचे स्नायू ताणले जातात, मानेला व्यायाम मिळतो, पाठीच्या कण्याची लवचिकता वाढते, पोटाच्या स्नायूंचे आकुंचन होत असल्यामुळे जाठराग्नी प्रदीप्त होतो, अजीर्ण व मलावरोध कमी होतो. ओटीपोटाच्या भागात रक्ताभिसरण वाढते, हर्निया व सायटिका या रोगांतील वेदना कमी होतात. हे आसन स्त्रियांसाठी खूप उपयोगी आहे. या आसनामुळे स्त्रियांची मासिक पाळी नियमित व्हायला मदत होते तसेच त्यांच्या प्रजननसंस्थेच्या अवयवांना ताकद मिळते.

१. दंडासनात बसावे.
२. गुडघ्यात न वाकवता दोन्ही पाय एकमेकांपासून शक्य तेवढे दूर करावेत.

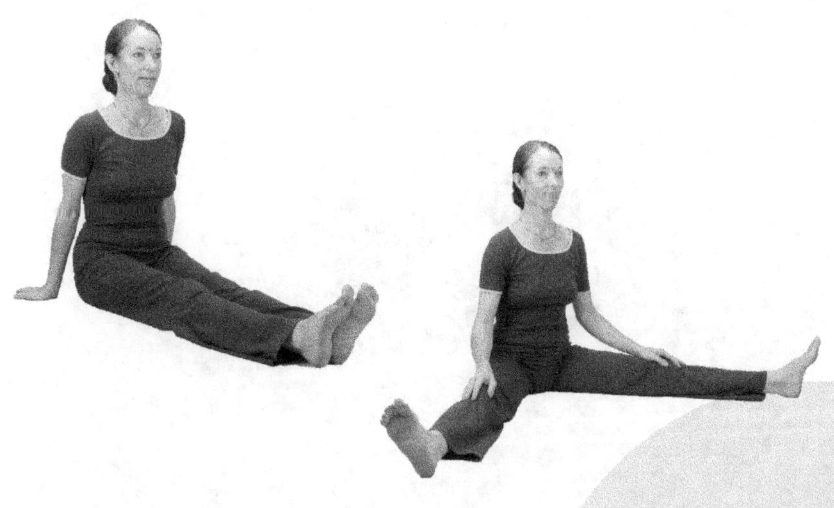

३. गुडघे न उचलता पुढे वाकून दोन्ही हातांनी दोन्ही पावलांचे अंगठे पकडण्याचा प्रयत्न करावा. अंगठे पकडता येणे शक्य नसल्यास हात जेथपर्यंत पोहोचतील तेथपर्यंतच न्यावे.

४. श्वास सोडत, हळूहळू कपाळ जमिनीला टेकवण्याचा प्रयत्न करावा, पाठीचा कणा सरळ असावा.

शक्य होईल तेवढा वेळ या स्थितीत राहावे.

५. हळूहळू डोके वर उचलत, पायाचे तळवे सोडून, कंबरेत सरळ व्हावे व पूर्वस्थितीला यावे.

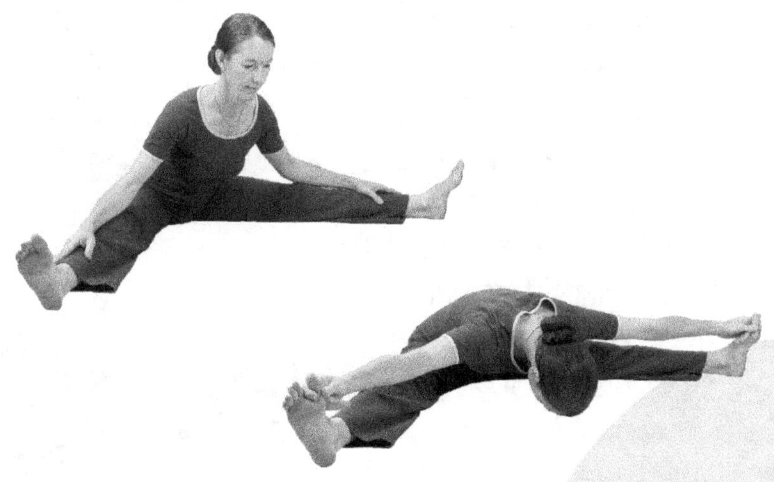

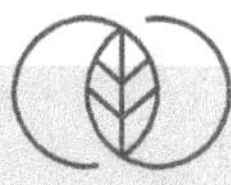

॥सर्वांगासन॥

सर्वांगासनाच्या नियमित अभ्यासाचा परिणाम संपूर्ण शरीरावर दिसून येतो. अकाली वृद्धत्व येत नाही, रक्ताभिसरण मस्तकाकडे अधिक प्रमाणात होते. अपचन, मलावरोध, हर्निया, उदरपोकळीतील अवयवांचे त्रास कमी व्हायला मदत होते. स्त्रियांच्या बाबतीत श्वेतप्रदराची तक्रार दूर होण्यास लाभ होतो.

१. जमिनीवर पाठीवर झोपावे. दोन्ही पाय जुळलेले असावे. दोन्ही हात शरीराच्या बाजूला सरळ ठेवावे. तळवे जमिनीला टेकलेले असावे.

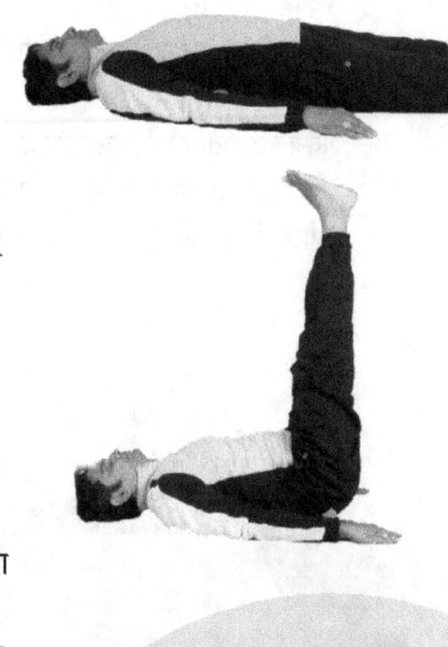

२. पोटाच्या स्नायूंचे आकुंचन करून, दोन्ही पाय एकमेकाकांना जुळवलेल्या स्थितीत ठेवून हळूहळू ९० अंशांपर्यंत वर उचलावेत. पाय गुडघ्यात सरळ असावे. कंबरेचा भाग जमिनीला टेकलेला असावा. या स्थितीत काही क्षण राहावे.

३. पाठ जमिनीवरून उचलत, हातांज्या तळव्यांचा व कोपराचा आधार घेऊन दोन्ही पाय हळूहळू डोक्याच्या दिशेने वर न्यावे, ही क्रिया करताना शरीराला कुठल्याही प्रकारचा झटका बसू नये, याची काळजी घ्यावी.

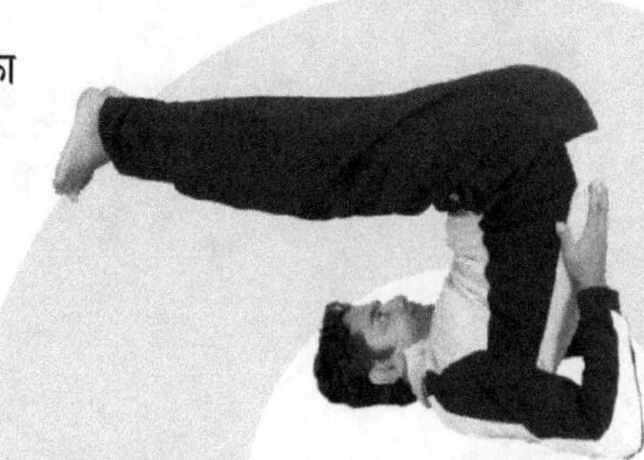

४. कोपरे जमिनीवर टेकवून, दोन्ही हातांनी कंबरेखाली आधार देऊन, नितंब जास्तीत जास्त वर उचलण्याचा प्रयत्न करावा.

पाय, पोट व छाती एका दिशेत जमिनीला लंबरूप येईपर्यंत पाय वर करावे.

शक्य असेल तेवढा वेळ या स्थितीत राहण्याचा प्रयत्न करावा.

५. पूर्वस्थितीत येण्यासाठी प्रथम पाय डोक्याकडे आणावे आणि पाठ जमिनीला टेकवावी.

कंबरेखाली दिलेला हातांचा आधार काढून नितंब जमिनीवर टेकवावे.

६. दोन्ही पाय एकत्र हळूहळू खाली आणून जमिनीवर सरळ टेकवावे.

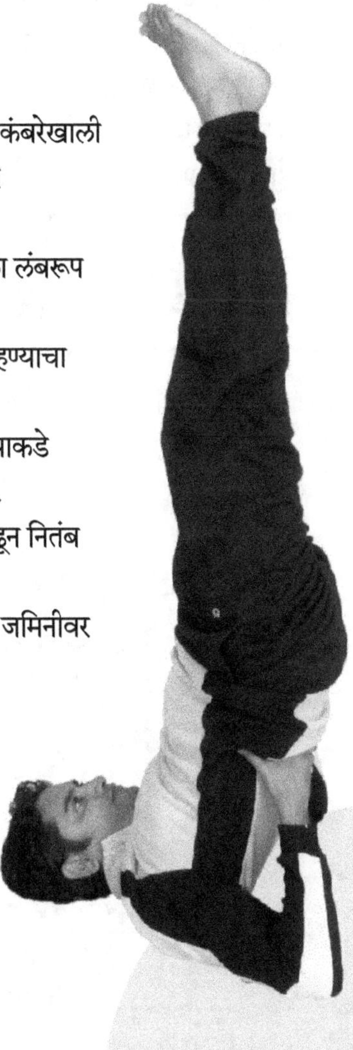

॥नौकासन॥

या आसनाच्या अभ्यासाने पोटाच्या स्नायूंना ताकद मिळते, मधुमेह व अपचनाच्या तक्रारी दूर व्हायला मदत होते.

१. जमिनीवर उताणे सरळ झोपावे.
   दोन्ही हात शरीराजवळ ठेवावे, हाताचे तळवे जमिनीवर टेकलेले असावे, बोटे एकमेकांना जुळलेली असावीत.

२. दोन्ही पाय एकत्र जुळवलेल्या स्थितीत ठेवून, जमिनीशी ४५ अंशांचा कोन होईपर्यंत सावकाशपणे वर उचलावेत.
   पाय उचलत असतानाच हात ताठ ठेवून, कंबरेपासून डोक्यापर्यंतचा भाग जमिनीशी ४५ अंशांचा कोन होईपर्यंत वर उचलावा. हाताचे तळवे गुडघ्यांच्या रेषेत ताणलेले आणि हात जमिनीला समांतर असावेत.
   या स्थितीत काही वेळ राहावे.

३. हळूहळू उलट्या क्रमाने पूर्वस्थितीला यावे. हे आसन पोटावर झोपूनही करता येते.

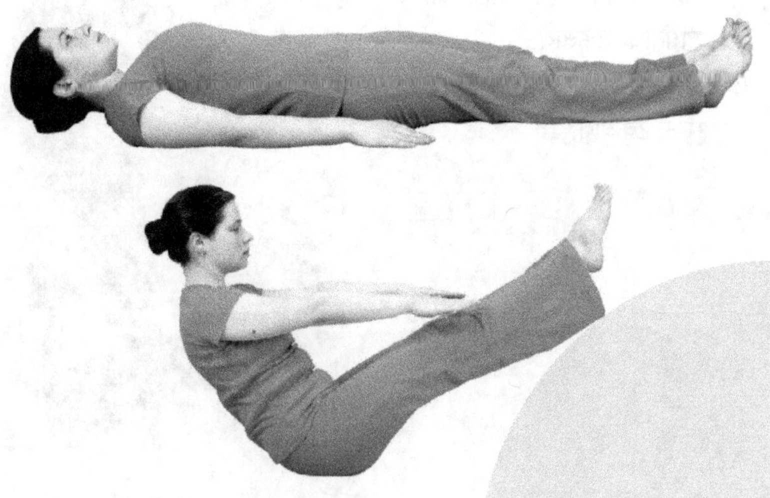

॥शवासन॥

शवासनामुळे मज्जासंस्था, रक्ताभिसरण, अंतःस्रावी ग्रंथी वगैरेंना लाभ होतो. रक्तदाब, हृदयरोग, निद्रानाश वगैरे त्रास असल्यास शवासनाचा उत्तम लाभ झालेला दिसतो. शवासनामुळे संपूर्ण शरीराचे शिथिलीकरण होते, शरीराबरोबर मनालाही विश्रांती मिळून शरीर-मनाला पुनर्जीवन मिळते. इतर सर्व क्रिया व आसने झाल्यावर किंवा दिवसातून कोणत्याही वेळी शवासन करता येते. शवासन करताना एका मऊ आसनावर पाठीवर झोपावे. एक एक करत सर्व अवयव प्रयत्नपूर्वक शिथिल करावे. शवासन करते वेळी प्रयत्नपूर्वक शिथिलीकरण झाल्याने झोप येणार नाही, याकडे कटाक्षाने लक्ष द्यावे.

शवासन १० ते ३० मिनिटे करावे.

१. पाठीवर आरामात झोपावे. दोन्ही पायांत थोडे अंतर असावे. बोटांची सैलसर मूठ वळून हात शरीरापासून थोडे लांब सरळ ठेवावेत. हाताचे तळवे आकाशाच्या दिशेला असावेत.

२. डोळे बंद करून दीर्घ श्वास आत घ्यावा.

३. काही क्षण सर्व शरीराला ताण देऊन शिथिल करावे.

हात व पाय खालच्या बाजूला ताणून, काही क्षण याच स्थितीत राहून ते शिथिल करावेत.

हाताच्या मुठी मनगटातून प्रथम घडाळ्याच्या काट्याच्या दिशेने व नंतर घडाळ्याच्या काट्याच्या विरुद्ध दिशेने फिरवाव्या.

याच प्रकारे पायांचे तळवे घोट्यातून प्रथम घडाळ्याच्या काट्याच्या दिशेने व नंतर घडाळ्याच्या काट्याच्या विरुद्ध दिशेने फिरवावे. खांद्याचे व चेहऱ्याचे स्नायू ताणून शिथिल करावे.

आरामात पडून दीर्घ श्वसन करावे. या वेळी श्वासाबरोबर पोट खाली वर होत असण्याकडे लक्ष द्यावे.

४. श्वास पूर्ण शरीरात फिरत आहे अशी कल्पना करावी. ब्रह्मरंध्र, चेहरा, मान, हात, खांदे असे करत करत शेवटी पायाच्या बोटांवर लक्ष केंद्रित करावे.

हीच क्रिया उलट्या क्रमाने करत ब्रह्मरंध्रापर्यंत यावे.

यानंतर शरीरांतर्गत अवयवांवर लक्ष केंद्रित करावे. मेंदूपासून सुरुवात करून हृदय, फुप्फुसे, यकृत, पित्ताशय, मूत्राशय वगैरे आतील अवयवांवर लक्ष केंद्रित करावे.

हीच क्रिया उलट्या क्रमाने करत परत मेंदूपर्यंत यावे. संपूर्ण शरीर इतके शिथिल, निष्क्रिय व निश्चेष्ट होते की कोणी हात वर उचलला तर जीव नसल्याप्रमाणे खाली पडेल.

अशा रीतीने शरीराचा प्रत्येक भाग प्रयत्नपूर्वक शिथिल केल्याने सर्व शरीरात प्राणशक्तीचा संचार होण्यास मदत होते. शरीरात साठलेली विषद्रव्ये प्रत्येक उच्छ्वासाच्यावेळी बाहेर टाकली जाऊन प्रत्येक श्वासाच्या वेळी शरीराला नवीन ऊर्जा मिळत असल्यामुळे व्यक्तीला ताजेपणा व पुनर्जीवन मिळाल्याचा अनुभव येतो. याच स्थितीत काही वेळ राहावे.

५. पूर्वस्थितीत येण्यासाठी हळूहळू बोटे, हात, पाय हलवण्याचा प्रयत्न करावा.

६. डोळे बंद असलेल्या स्थितीतच कुशीवर होऊन हातांचा आधार घेऊन मांडी घालून बसावे.

७. थोडा वेळ हातांचे तळवे बंद डोळ्यांवर ठेवावे. हात डोळ्यांवरून बाजूला करून हळूहळू डोळे उघडावे.

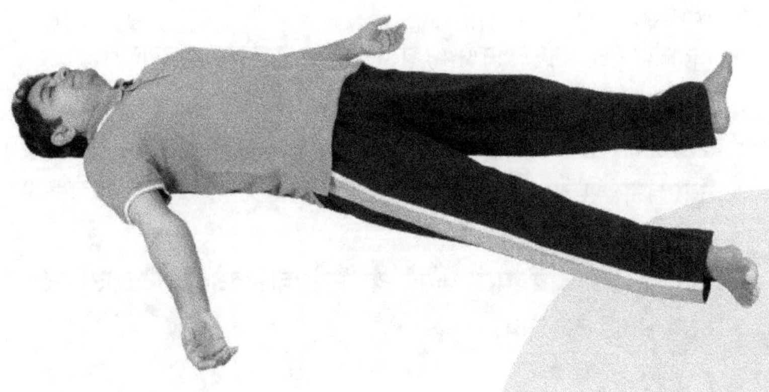

‖मेरुदंड मुद्रा‖

जाणिवेचे स्थान मेंदूमध्ये असल्याने मेंदूची शक्ती वाढवणे आवश्यक असते. हात, पाय इतर अवयवांशी मेंदूचा संपर्क मेरुदंडामार्फत येतो. हातांच्या वेगवेगळ्या मुद्रा करून श्वासोच्छ्वास करण्याने पाठीचा कणा ताठ, लवचिक व नैसर्गिक स्थितीत राहायला मदत मिळते.

- **बसण्याची प्राथमिक स्थिती:** पाठीचा कणा ताठ ठेवून कोणत्याही आसनात आरामात बसावे. हळूहळू श्वास बाहेर सोडावा.
  श्वासोच्छ्वासाच्या आवर्तनाची पद्धत:
- **पूरक :** सावकाशपणे पूर्ण श्वास आत घ्यावा (अंदाजे पाच सेकंद)
- **अंतकुंभक :** श्वास आत कोंडून ठेवावा (अंदाजे दोन सेकंद)
- **रेचक :** श्वास सावकाशपणे बाहेर सोडावा (अंदाजे पाच सेकंद)
- **बाह्यकुंभक :** श्वास बाहेर कोंडून ठेवावा (अंदाजे एक सेकंद).
  प्रत्येक मुद्रा करून याप्रमाणे पाच ते सात आवर्तने करावीत. आवर्तन करताना अस्वस्थ वाटू लागल्यास थांबावे. श्वासोच्छ्वासाची लय पूर्ववत झाल्यावर पुन्हा क्रिया करण्यास सुरुवात करावी.

१. **संपूर्ण पाठीच्या कण्यासाठी :** प्राथमिक स्थितीत बसावे.
   हलक्या मुठी वळाव्यात. दोन्ही मुठीत थोडे अंतर ठेवून जमिनीवर ठेवाव्या, अंगठे आकाशाच्या दिशेला असावेत व करंगळीची बाजू व तळहाताची कड जमिनीवर टेकलेली असावी. हात कोपरातून ताठ असावा व पाठीचा कणा सरळ असावा. वर सांगितल्यानुसार श्वासोच्छ्वासाची पाच ते सात आवर्तने करावी.

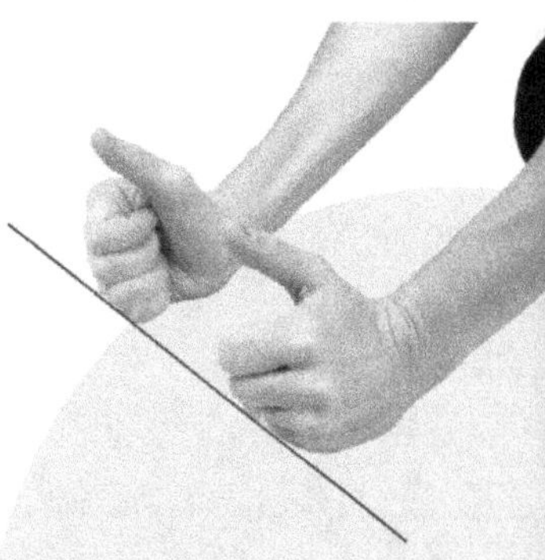

२.	**कंबरेसाठी :** प्राथमिक स्थितीत बसावे. हलक्या मुठी वळाव्यात. दोन्ही मुठीत थोडे अंतर ठेवून जमिनीवर ठेवाव्या, मुठींचा व बोटांच्या दुसऱ्या पेरांचा जमिनीला स्पर्श झालेला असावा, अंगठे आतल्या बाजूला एकमेकांकडे व मुठीशी काटकोनात असावेत. हात कोपरातून ताठ व पाठीचा कणा सरळ असावा.

वर सांगितल्यानुसार श्वासोच्छ्वासाची पाच ते सात आवर्तने करावी.

३.	**मान, खांदे व वरच्या मणक्यांसाठी :** प्राथमिक स्थितीत बसावे. हलक्या मुठी वळाव्यात. जमिनीवर मुठी अशा प्रकारे ठेवाव्यात मनगट वरच्या दिशेला व अंगठे बाहेरच्या बाजूला व मुठीशी काटकोनात असावे. हात कोपरातून ताठ व पाठीचा कणा सरळ असावा.

वर सांगितल्यानुसार श्वासोच्छ्वासाची पाच ते सात आवर्तने करावी.

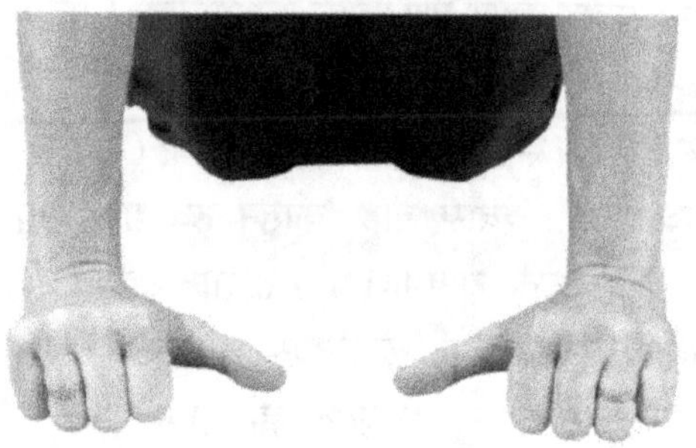

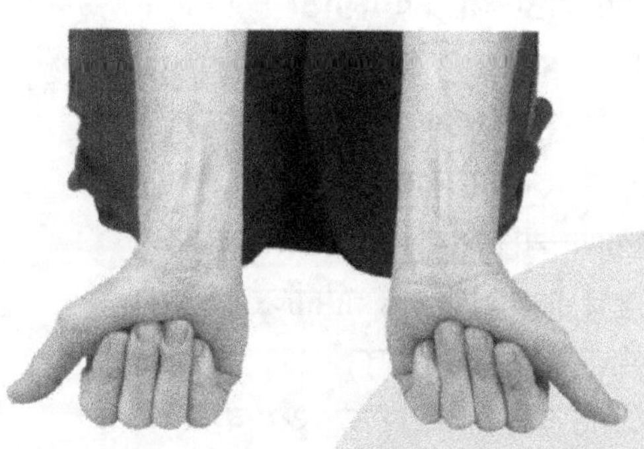

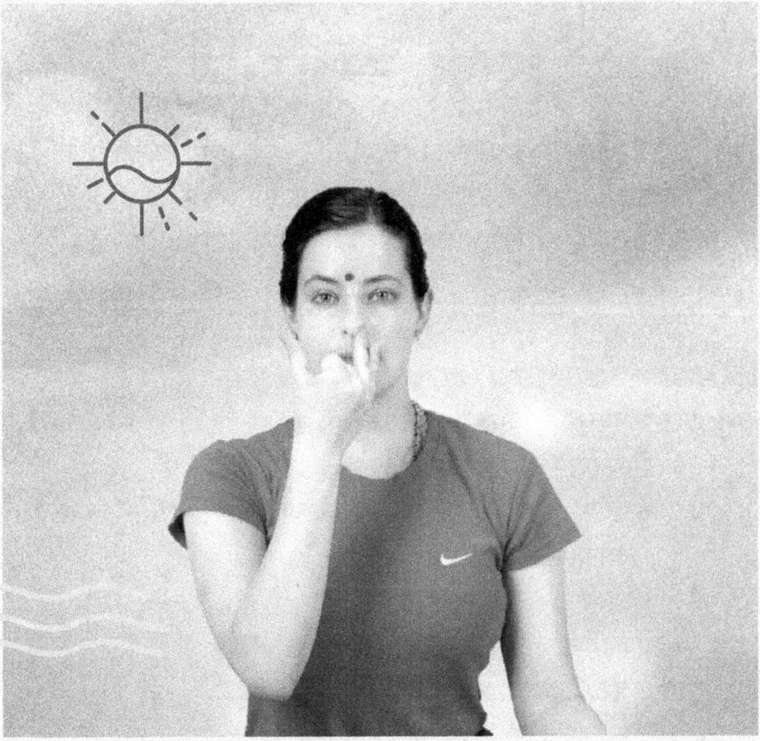

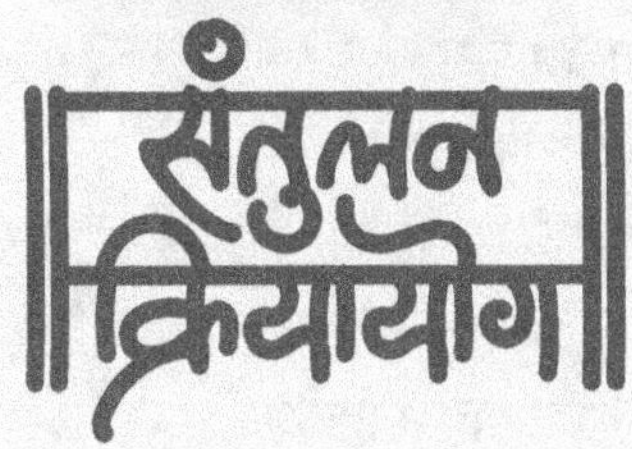

संतुलन क्रियायोग

स्काय : सर्वांसाठी सोपा योग

॥अनुलोम-विलोम
भस्त्रिका॥

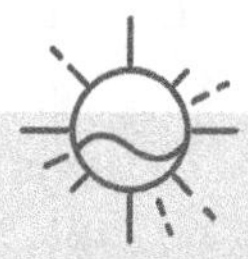

॥अनुलोम-विलोम॥

अनुलोम-विलोम हा एक प्राणायामाचा प्रकार आहे. याला लोम-विलोम, नाडीशोधन किंवा नाडीशुद्धी प्राणायाम असेही म्हटले जाते. अनुलोम-विलोम क्रियेत प्रथम उजव्या नाकपुडीतून व नंतर डाव्या नाकपुडीतून श्वास आत घेतला जातो. यात श्वास आत धरूनही ठेवला जातो.

अनुलोम-विलोमच्या नियमित अभ्यासाने —

- श्वसनमार्गाची शुद्धी होते.
- नैसर्गिकपणे डाव्या व उजव्या बाजूने चालणाऱ्या श्वासोच्छ्वासाचे नियमन होते.
- हृदयाचे ठोके नियमित पडायला मदत होते.
- अन्न व 'प्राणा'चे शोषण चांगल्या प्रकारे होते.
- प्राणायामाच्या अभ्यासाची पूर्वतयारी आपोआपच होते.

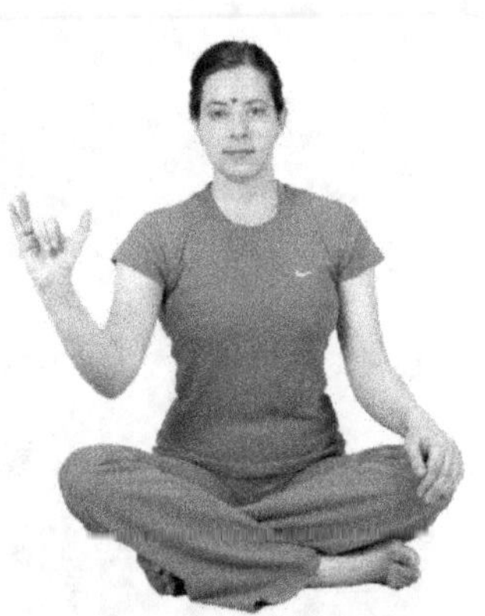

योगशास्त्रात श्वास आत घेण्याच्या क्रियेला 'पूरक', श्वास आत धरून ठेवण्यास 'कुंभक' व श्वास बाहेर सोडण्याच्या क्रियेला 'रेचक' म्हटले जाते.

अनुलोम-विलोमचा अभ्यास करताना पूरक व रेचक यांचे गुणोत्तर १:२ असावे. पूरक व रेचकादरम्यान थोडा वेळ कुंभक करणेही आवश्यक असते. हळूहळू कुंभकाचा कालावधी वाढवता येतो. याचा अभ्यास दीर्घकाळपर्यंत केल्यावर पूरक : कुंभक :

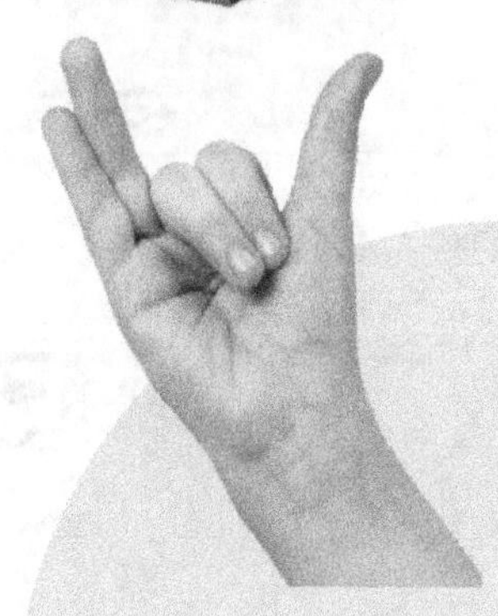

रेचक यांचे १:१:२ किंवा १:२:२ असे गुणोत्तर साधता येऊ शकते. प्रयत्नपूर्वक व दीर्घकाळपर्यंत अभ्यासाने १:४:२ असेही गुणोत्तर साधता येते. अनुलोम-विलोमचा अभ्यास करताना रेचकाच्या वेळानुसार पूरकाची वेळ ठरवावी लागते. उदाहरणार्थ रेचक आठ मात्रेत होत असल्यास पूरक चार मात्रेत करावे.

अन्य आसनांच्या आधी किंवा शवासनानंतर याचा अभ्यास करावा.

अनुलोम-विलोमचा अभ्यास रिकाम्या पोटी करावा. पहाटेच्या वेळी फुप्फुसे अधिक कार्यक्षम असतात; शक्य असल्यास सूर्योदयाच्या वेळी वा सूर्योदयापूर्वी याचा अभ्यास केल्यास अधिक लाभ मिळतात.

काही कारणामुळे श्वासोच्छ्वास जलद होत असल्यास अनुलोम-विलोमचा अभ्यास करू नये.

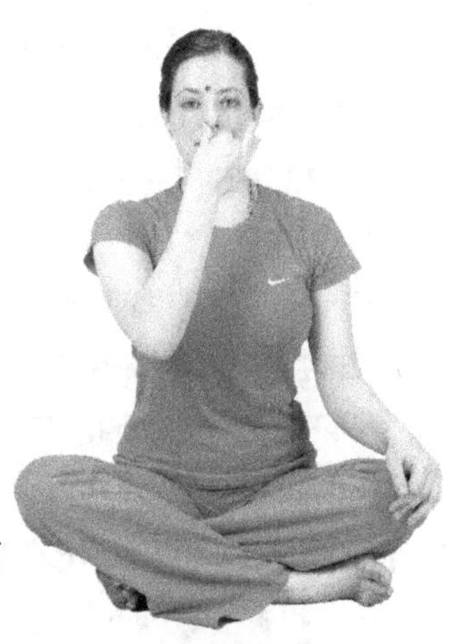

१.	पद्मासन, सिद्धासन किंवा आरामदायक आसनात बसावे.

२.	मान सरळ ठेवून व नजर नाकाच्या अग्रभागावर स्थिर करून हलकेच डोळे मिटावेत.

३.	क्षमतेनुसार रेचक व पूरकाचा कालावधी निश्चित करावा.

४.	उजवी नाकपुडी बंद करण्यासाठी उजव्या हाताचा अंगठा आणि डावी नाकपुडी बंद करण्यासाठी उजव्या हाताच्या अनामिकेचा व करंगळीचा उपयोग करावा. नाकपुड्यांवर अतिरिक्त दाब दिला जाणार नाही याची काळजी घ्यावी.

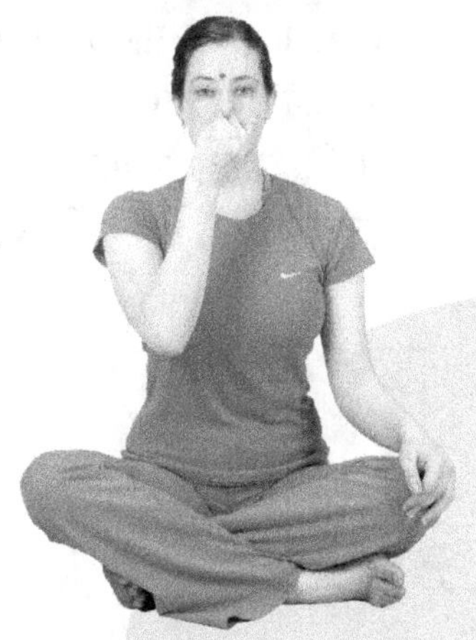

५.	उजव्या हाताच्या अंगठ्याने उजवी नाकपुडी बंद करून आपण ठरविलेल्या वेळेत डाव्या नाकपुडीतून श्वास आत घ्यावा (पूरक).

६. अनामिका व करंगळी या दोन बोटांनी डावी नाकपुडी बंद करून काही क्षण श्वास आत धरून ठेवावा (कुंभक).

७. उजव्या नाकपुडीवर अंगठ्याने दिलेला दाब कमी करून ठरवलेल्या वेळेत उजव्या नाकपुडीने श्वास बाहेर सोडावा (रेचक).

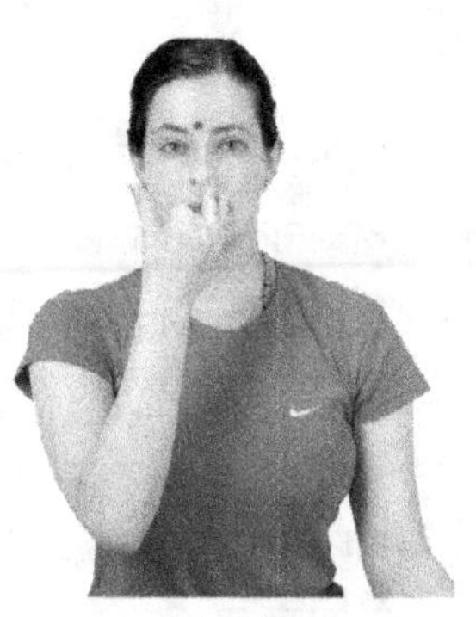

८. रेचकानंतर काही क्षण थांबून, उजव्या नाकपुडीने पूरक, दोन्ही नाकपुड्या बंद करून कुंभक व डाव्या नाकपुडीने रेचक करावे.

९. या सगळ्या क्रियांद्वारे अनुलोम-विलोमचे एक आवर्तन पूर्ण झाले.

१०. आपल्या क्षमतेनुसार अनुलोम-विलोमची आवर्तने सुरू करावीत.

११. नियमित सराव केल्यास क्षमता वाढते; हळूहळू २०-३० आवर्तने करता येतात.

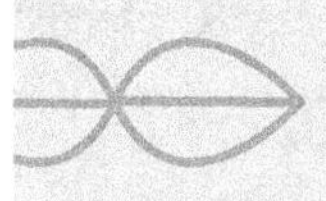 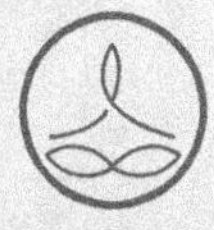 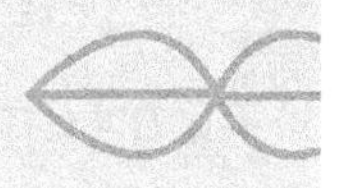

‖प्रस्तावना‖
‖संतुलन भस्त्रिका क्रिया‖

संतुलन भस्त्रिका क्रियेत विशिष्ट प्रकाराने उच्छ्वास केला जातो, ज्यामुळे श्वसनमार्गांचे शोधन व्हायला मदत होते. भस्त्रिका व कपालभातीमुळे अतिरिक्त श्लेष्मामुळे होणारे त्रास बरे होतात. काही वेळा भस्त्रिका व कपालभाती यात काही अंशी भेद केलेला दिसतो; परंतु संतुलन भस्त्रिकांमुळे सर्व फायदे मिळू शकतात.

भस्त्रिकेचा अभ्यास करताना घसा वा छातीत घर्षण होऊ न देता एका विशिष्ट लयीत जोराने व झटक्याने श्वास बाहेर सोडला जातो. भस्त्रिकांचा अभ्यास सुरुवातीच्या काळात कमी लयीत तर सराव झाल्यावर लय वाढवून करावा.

संतुलन भस्त्रिका क्रिया करताना पाठीचा कणा ताठ असावा व दृष्टी समोर असावी (अन्य सूचना नसल्यास) संतुलन भस्त्रिकांचा अभ्यास करताना शरीर स्थिर असणे, फक्त फुप्फुसे व पोट यांचेच आकुंचन व प्रसरण होणे अपेक्षित आहे. सर्व संतुलन भस्त्रिका क्रिया करताना श्वासोच्छ्वास नाकाने करावा आणि तोंड बंद असावे (अन्य सूचना नसल्यास).

संतुलन भस्त्रिकेच्या एका आवर्तनात १० ते १५ वेळा उच्छ्वास व्हावा (दोन उच्छ्वासादरम्यान थोडी हवा आपोआप आत खेचली जाते). सराव झाल्यावर प्रत्येक आवर्तनाच्या वेळी उच्छ्वासांची संख्या २० पर्यंत वाढवता येते.

संतुलन भस्त्रिकांचा अभ्यास केल्याने मन ताजेतवाने होते, स्टॅमिना वाढतो व शरीराला पुनर्जीवन मिळते. संतुलन भस्त्रिकेच्या अभ्यासाने प्राणायामाचे लाभ मिळतात त्याचबरोबर श्वसनमार्गांचे शोधन व नाडीशोधन होते.

संतुलन भस्त्रिकांचा अभ्यास करतेवेळी खालील गोष्टी लक्षात घेणे आवश्यक आहे.

- आरामात ताठ उभे राहावे किंवा खाली बसावे. तोंड बंद करून नाकाने श्वास आत घ्यावा व पूर्णपणे बाहेर सोडावा.

- पुन्हा एकदा नाकाने श्वास आत घ्यावा आणि संतुलन भस्त्रिकेचा अभ्यास खालीलप्रमाणे सुरू करावा.

- पोटाचे आकुंचन करत, छोट्या छोट्या भागात, झटक्याने, जोराने, एकानंतर एक, एका लयीत १०-२० वेळा हवा बाहेर सोडावी. हे भस्त्रिकेचे एक आवर्तन झाले.

- प्रत्येक आवर्तनानंतर नाकाने श्वास आत घेऊन बाहेर सोडावा (तोंड बंद असावे).

  पुन्हा नाकाने श्वास आत घेऊन पुढचे आवर्तन करावे.

  शेवटचे आवर्तन झाल्यावर पूर्वस्थितीला यावे.

- संतुलन भस्त्रिकांचा अभ्यास शरीराच्या वेगवेगळ्या स्थितीत केल्याने संबंधित स्थितीच्या अभ्यासाने मिळणाऱ्या लाभात भर पडते.

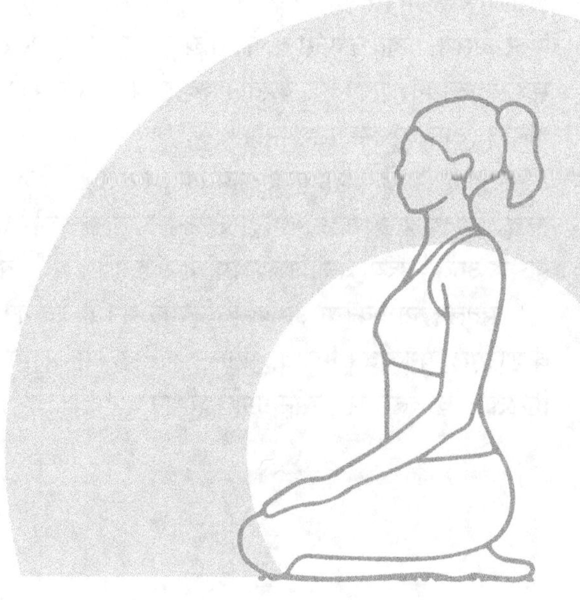

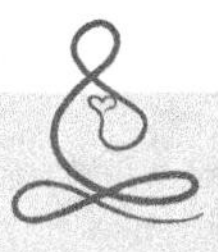

।।स्काय भस्त्रिका क्र. १।।

या भस्त्रिकेच्या अभ्यासाने पाठीच्या स्नायूंना ताकद मिळते; तसेच छातीचे स्नायू ताणले जातात. फुप्फुसांच्या वरच्या भागात वायुसंचार वाढायला मदत मिळते.

१.	ताठ उभे राहावे. पाय एकमेकांना जुळलेले असावेत; हात शरीराच्या दोन्ही बाजूला सरळ असावेत.

२.	बोटे एकमेकांत गुंतवून डोक्याला मागून हाताचा आधार द्यावा. हात खांद्यांच्या रेषेत येईपर्यंत मागे ताणावेत

३.	या स्थितीत राहून संतुलन भस्त्रिकेची आवर्तने करावी.

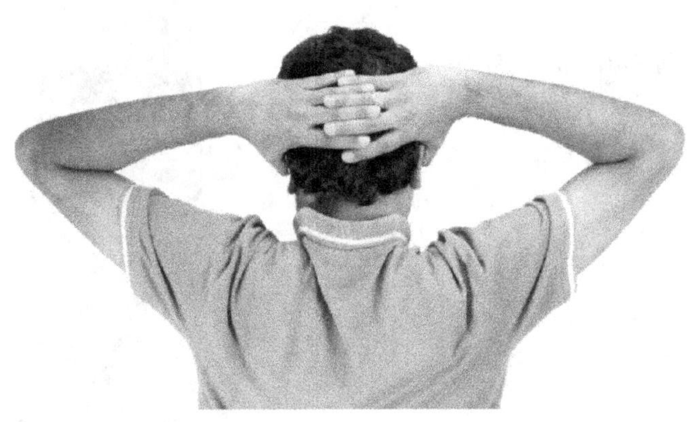

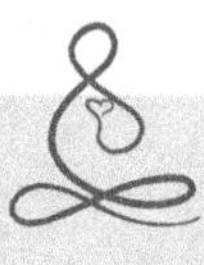

॥स्काय भस्त्रिका क्र. २॥

या भस्त्रिकेच्या अभ्यासाने छाती भरदार होते, पोटाच्या स्नायूंचे आरोग्य सुधारते आणि थायरॉईड ग्रंथीची कार्यक्षमता सुधारते.

१. ताठ उभे राहावे, पाय एकमेकांना जुळलेले असावेत व हात शरीराच्या दोन्ही बाजूला सरळ असावेत.

२. हात कोपरात वाकवून, वर उचलून, पाठीवर असे ठेवावेत की तळहाताची मागची बाजू एकमेकांना जुळलेली असेल, हाताची बोटे जमिनीकडे असतील आणि तळहाताच्या मागच्या बाजूचा मानेला आधार मिळेल.

३. मान मागे झुकवून आकाशाकडे पाहावे.

४. या स्थितीत राहून संतुलन भस्त्रिकेची आवर्तने करावी.

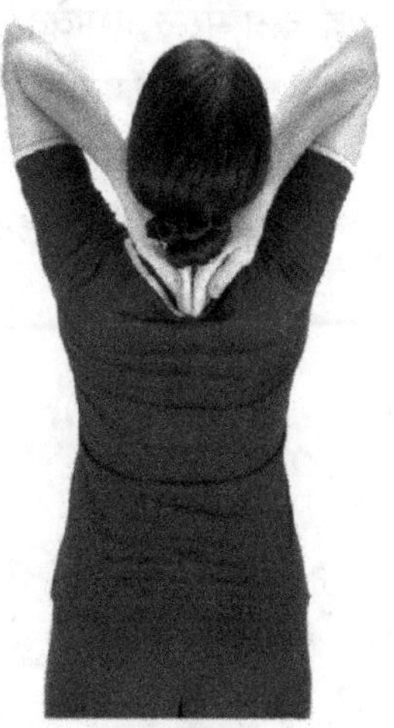

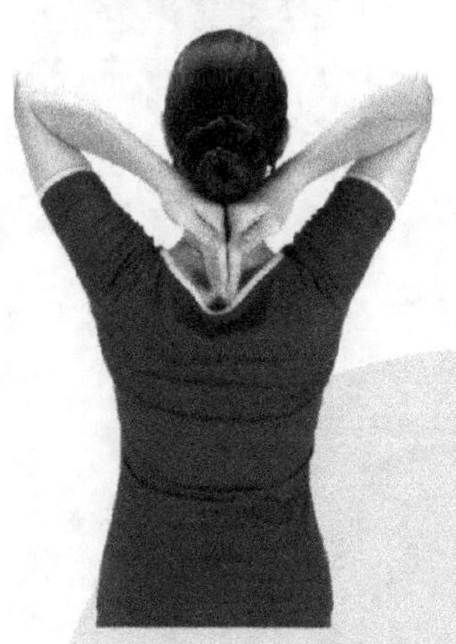

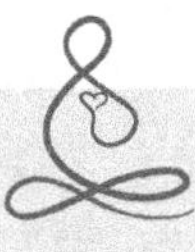

॥स्काय भस्त्रिका क्र. ३॥

या भस्त्रिकेच्या अभ्यासाने मांड्या व पाठीला ताकद मिळते, पोटऱ्यांचे स्नायू ताणले जातात. ओटीपोटाच्या भागाच्या स्नायूंमधील तणाव कमी होतो, मानेला व पाठीला व्यायाम मिळतो.

१. दोन्ही पायांत सुमारे ४५ सें.मी. अंतर ठेवून ताठ उभे राहावे, दोन्ही पावले एकमेकांना समांतर असावीत. हात शरीराच्या दोन्ही बाजूला सरळ असावेत.

२. आपण काल्पनिक खुर्चीत बसलो आहोत अशा प्रकारे पाय गुडघ्यात वाकवावेत, पाठीचा कणा ताठ असावा. शक्य तेवढे 'खाली बसण्याचा' प्रयत्न करावा, खांदे मागे खेचलेले असावेत; हात शरीराच्या दोन्ही बाजूला ताणविरहित व सरळ असावेत.

३. या स्थितीत राहून संतुलन भस्त्रिकेची आवर्तने करावी.

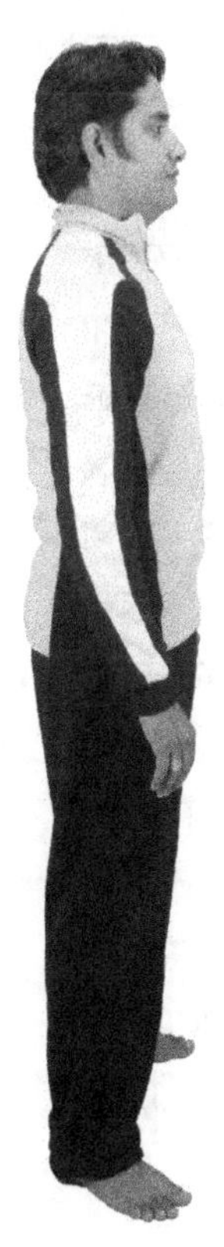
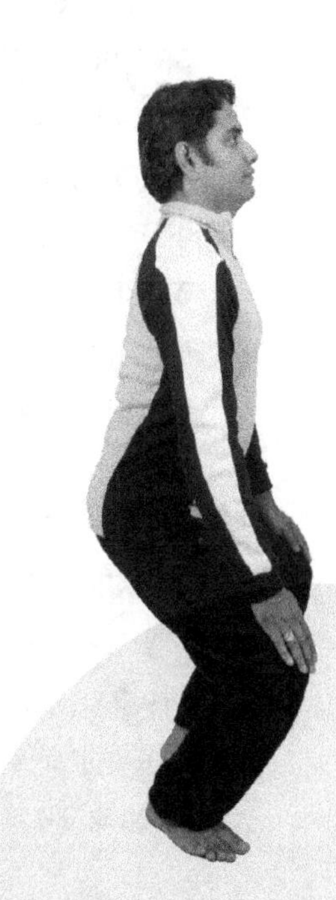

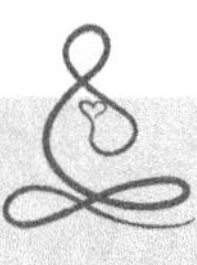

॥स्काय भस्त्रिका क्र. ४॥

या भस्त्रिकेच्या अभ्यासाने पाठीच्या कण्याची लवचिकता वाढते. डायफ्रॅमची (पोट व छाती यामधील पडद्याची) कार्यक्षमता वाढते व वायू सरायला मदत होते, मानेला व पाठीला व्यायाम मिळतो. या भस्त्रिकेचा अभ्यास उजव्या बाजूने केल्यामुळे रक्ताभिसरण सुधारते आणि प्लीहा, पोट व स्वादुपिंडाची कार्यक्षमता वाढते; तर भस्त्रिका डाव्या बाजूने केल्यामुळे यकृत व पित्ताशयाची कार्यक्षमता वाढते.

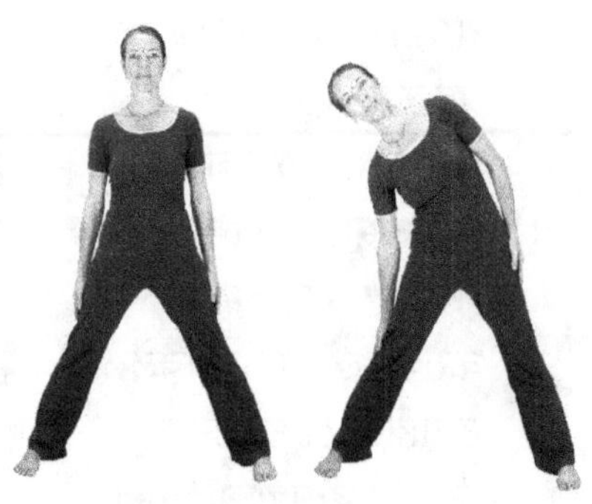

१. दोन्ही पायात सुमारे एक मीटर अंतर ठेवून ताठ उभे राहावे, हात शरीराच्या दोन्ही बाजूला सरळ असावेत, पाय ताठ असावेत, दोन्ही पावले एकमेकाला समांतर असावीत व दृष्टी समोर असावी.

२. कंबरेपासून वरचा भाग उजव्या बाजूला झुकवावा. यावेळी शरीर पुढे वा मागे झुकलेले नसावे. उजव्या हाताचा तळवा उजव्या गुडघ्यागागे ठेवावा. डाव्या हाताचा तळवा कंबरेवर ठेवून, मान उजवीकडे वळवून, दृष्टी उजव्या पायाच्या अंगठ्याकडे ठेवावी.

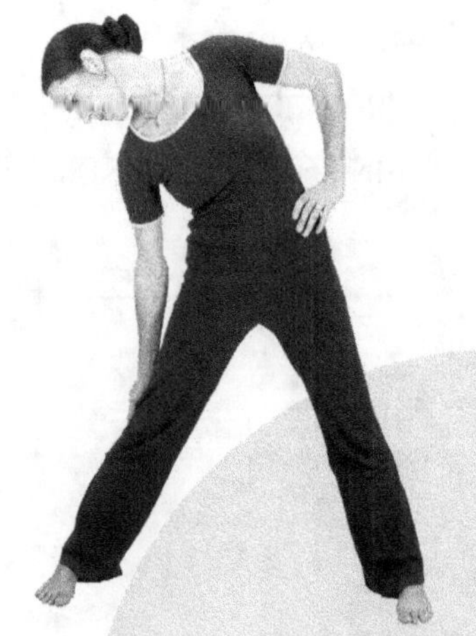

३. या स्थितीत राहून संतुलन भस्त्रिकेची आवर्तने करावी.

४. पूर्वस्थितीला येऊन हीच क्रिया डाव्या बाजूने करावी.

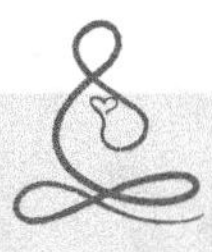

या भस्त्रिकेच्या अभ्यासाने ओटीपोटीच्या भागात रक्ताभिसरण वाढते

१. दोन्ही पायांत सुमारे एक मीटर अंतर ठेवून ताठ उभे राहावे, हात शरीराच्या दोन्ही बाजूला सरळ असावेत. पाय ताठ असावेत आणि दृष्टी समोर असावी.

२. उजव्या पायाची टाच थोडीशी उचलून पाऊल ९० अंशांत फिरवून जमिनीला टेकवावे. उजवा पाय गुडघ्यातून वाकवावा. उजवा तळहात उजव्या पायाच्या गुडघ्यावर ठेवावा. शरीराचा वरचा भाग व दृष्टी समोर असावी. डावा तळहात डाव्या कमरेवर ठेवावा.

३. या स्थितीत राहून संतुलन भस्त्रिकेची आवर्तने करावी.

४. पूर्वस्थितीला येऊन हीच क्रिया डाव्या बाजूने करावी.

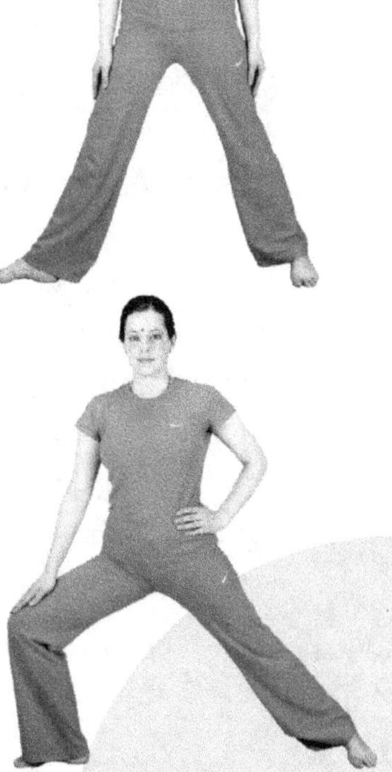

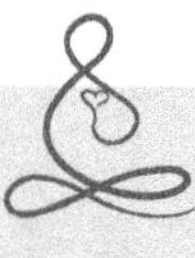

॥स्काय भस्त्रिका क्र. ६॥

या भस्त्रिकेच्या अभ्यासाने शरीराचा तोल सांभाळण्याच्या कार्यात सुधारणा होते, पाठीचा कणा ताणला जातो, पाठीच्या मणक्यात असलेल्या गाद्यांची लवचिकता वाढते, फुप्फुसांच्या वरच्या भागात वायुसंचार वाढायला मदत मिळते आणि मन व शरीर ताजेतवाने होते.

१. ताठ उभे राहावे, हात शरीराच्या दोन्ही बाजूला सरळ असावेत. दृष्टी समोर असावी.

२. बोटे एकमेकांत गुंतवून हात वर न्यावेत आणि ताठ करावेत. हाताचे तळवे आकाशाच्या बाजूला येतील अशा प्रकारे मनगटे फिरवावीत. दोन्ही अंगठ्याची टोके एकमेकांना चिकटलेली असावीत. शक्य होईल तेवढे हात वर ताणावेत. दंडाच्या आतला भाग कानाला चिकटलेला असावा. पायांच्या टाचा वर उचलून चवड्यांवर उभे राहावे.

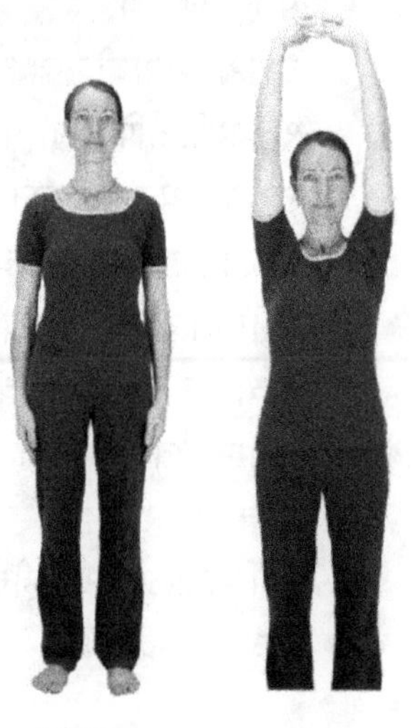

३. या स्थितीत राहून संतुलन भस्त्रिकेची आवर्तने करावी. अधिक फायदा मिळण्याच्या दृष्टीने वरीलप्रमाणेच परत हात वर करावे; आणि चवड्यांवर उभे राहून २० पावले पुढे आणि नंतर २० पावले मागे चालावे. चालताना दृष्टी समोर असावी. टाचा व हात खाली आणून पूर्वस्थितीला यावे.

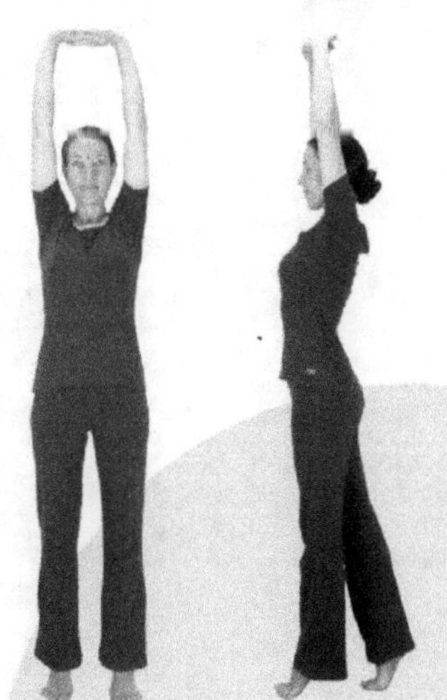

॥स्काय भस्त्रिका क्र. ७॥

या भस्त्रिकेच्या अभ्यासाने पचनक्रिया सुधारते

१. वज्रासनात बसावे.
    शरीरात कोठेही ताण नसावा. हात मांड्यांवर ठेवावेत.
२. या स्थितीत राहून संतुलन भस्त्रिकेची आवर्तने करावी.

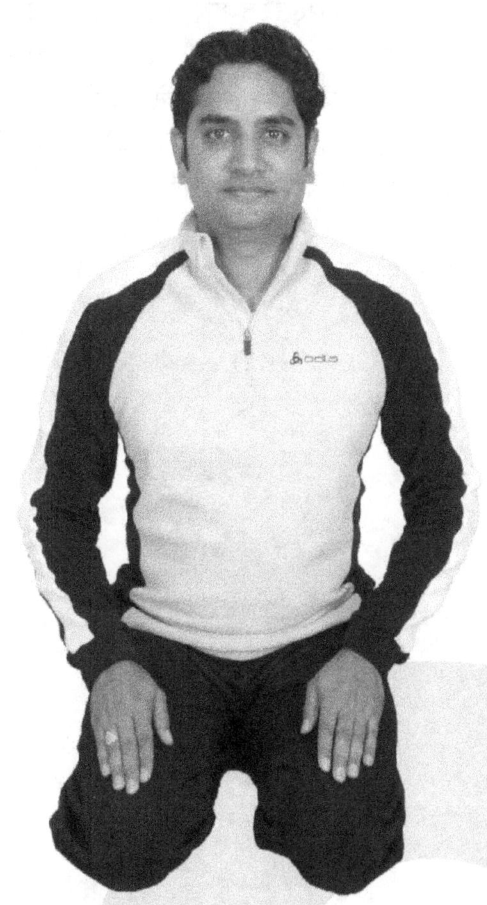

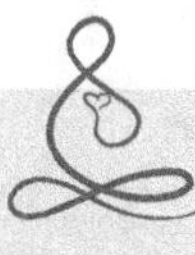

॥स्काय भस्त्रिका क्र. ८॥

या भस्त्रिकेच्या अभ्यासाने पाठीच्या कण्याची लवचिकता वाढते, कंबर सुडौल व्हायला मदत मिळते, रक्ताभिसरण वाढते, उदरपोकळीतील अवयवांना मसाज होतो; तसेच वायू सरायला मदत होते.

१. वज्रासनात बसावे. हात मांड्यांवर ठेवावेत.

२. हातांची मदत न घेता कंबरेतून किंचित उजव्या बाजूला सरकून उजव्या नितंबावर बसावे. तळहात 'नमस्ते'च्या स्थितीत जोडून डाव्या गुडघ्याच्या रेषेत छातीसमोर ठेवावेत.

३. या स्थितीत राहून संतुलन भस्त्रिकेची आवर्तने करावी

४. पूर्वस्थितीला येऊन हीच क्रिया डाव्या बाजूने करावी.

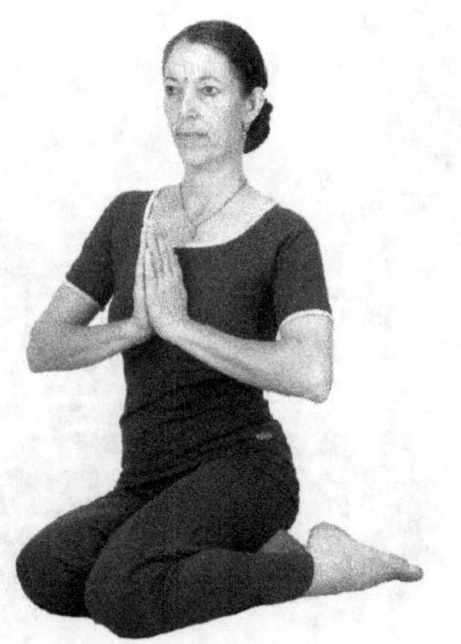

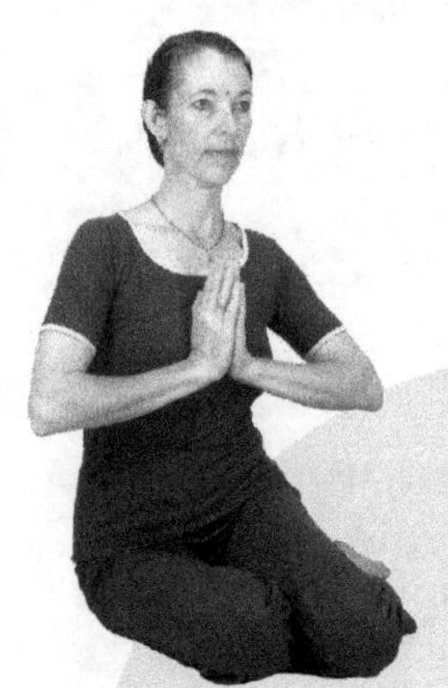

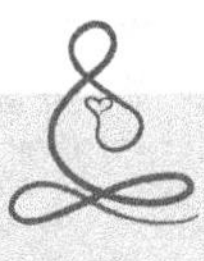

॥ स्काय भस्त्रिका क्र. ९ ॥

या भस्त्रिकेच्या अभ्यासाने पाठीचा कणा ताणला जातो; पोटाच्या भागाला प्राणवायूचा पुरवठा अधिक प्रमाणात होतो.

१. वज्रासनात बसावे.

२. समर्पण क्रियेतील समर्पणाच्या स्थितीत यावे.
   मान वर उचलून पंजांच्या बाहेरील भागाकडे पाहावे. कोपरापासून तळव्यांपर्यंतचा भाग जमिनीला टेकवावा. कोपर जमिनीला टेकवणे शक्य झाले नाही तरी नितंब उचलले जात नाहीत इकडे लक्ष ठेवावे.

३. या स्थितीत राहून संतुलन भस्त्रिकेची आवर्तने करावी.

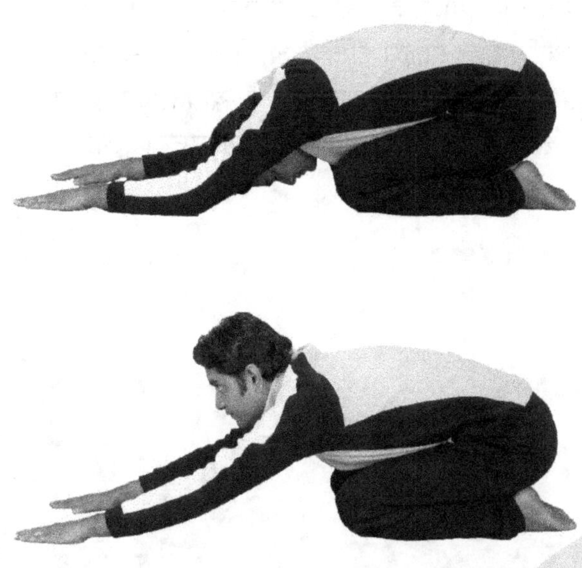

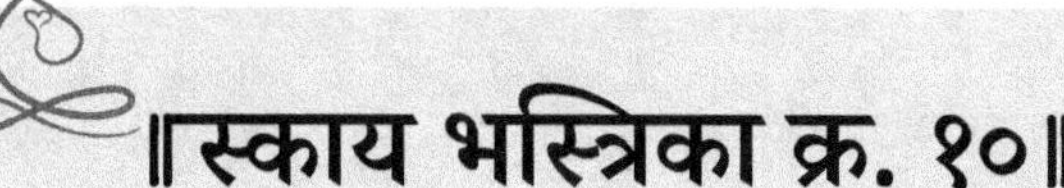

॥स्काय भस्त्रिका क्र. १०॥

१. दोन्ही पाय जुळवलेल्या स्थितीत सरळ सोडून बसावे. हातांचे तळवे नितंबाच्या मागे ठेवून शरीराचा भार दोन्ही हातांवर घेऊन बसावे, हातांची बोटे गुडघ्याकडे असावीत. पाय गुडघ्यात वाकवून दोन्ही तळपायांचा एकमेकांना स्पर्श होईल अशा रीतीने ठेवावेत.

दोन्ही पावले हाताने पकडून टाचा शक्य तेवढ्या शिवणीजवळ आणाव्या.

स्नायूंवर ताण नसावा. हात सरळ आहेत याकडे लक्ष ठेवावे.

३. या स्थितीत राहून संतुलन भस्त्रिका खालीलप्रमाणे करावी:

श्वास बाहेर सोडताना गुडघे जमिनीकडे न्यावेत; आणि श्वास आत घेताना गुडघे वर उचलावेत (पायांची हालचाल पाखराच्या पंखाप्रमाणे होते).

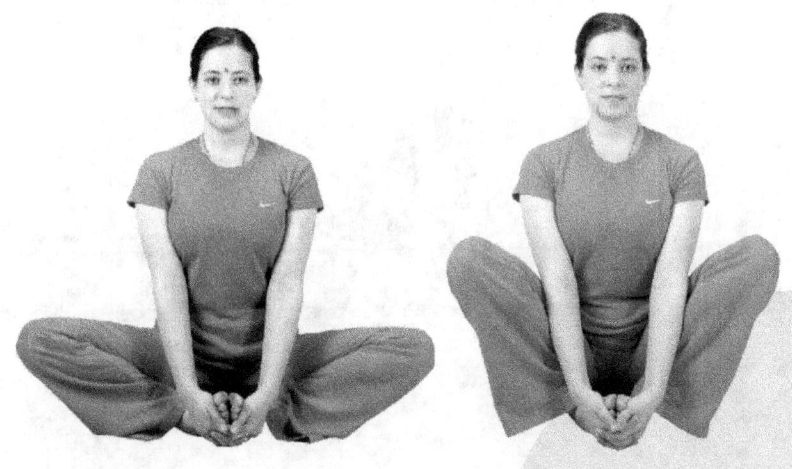

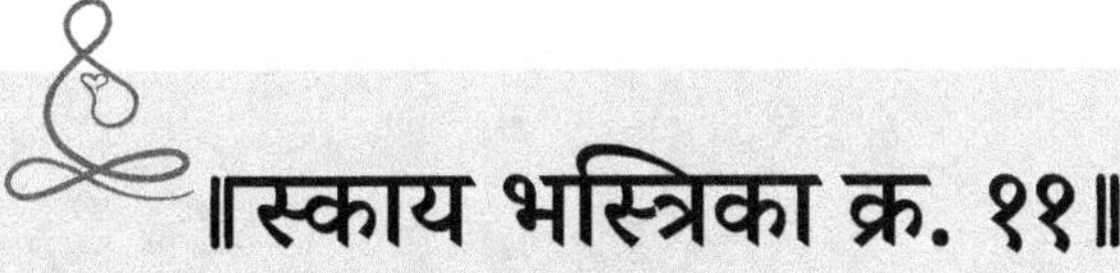

॥स्काय भस्त्रिका क्र. ११॥

या भस्त्रिकेच्या अभ्यासाने फुफ्फुसांची शक्ती व स्थितिस्थापकत्व वाढते.

१. ताठ उभे राहावे; हात शरीराच्या दोन्ही बाजूला सरळ असावेत.
   दृष्टी समोर असावी.
   किंवा कुठल्याही आरामदायक स्थितीत बसावे.
२. हाताच्या मुठी वळून, मनगट न वाकवता अलगद काखेत ठेवाव्यात; कोपर मागे जाणार नाही याची काळजी घ्यावी.
३. या स्थितीत राहून संतुलन भस्त्रिकेची आवर्तने करावी.

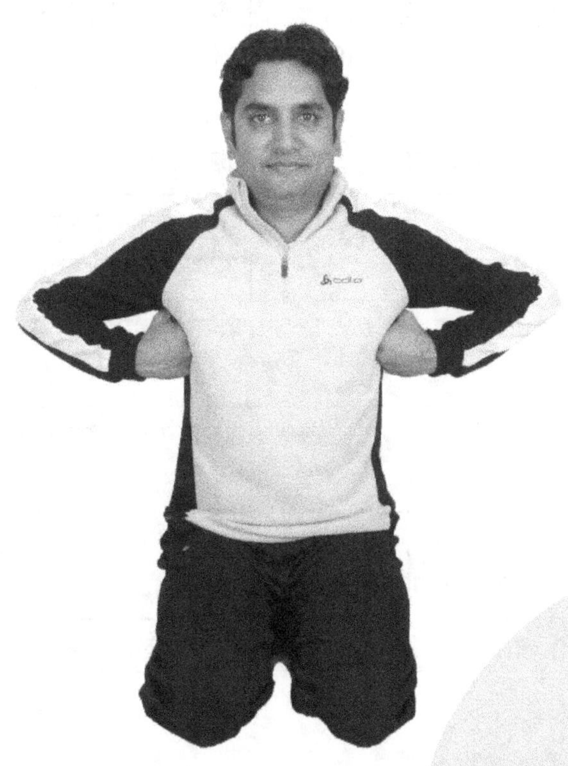

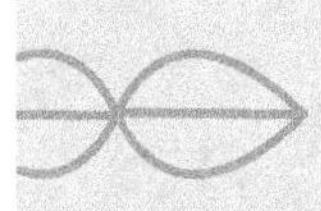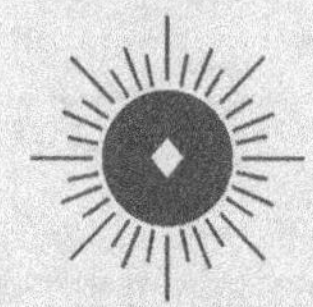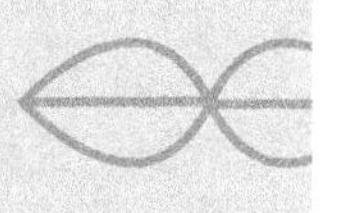

॥संतुलन क्रियायोगाच्या अभ्यासाने मिळणारे फायदे॥

क्रिया	फायदे
समर्पण, मानवता, सूर्यनमस्कार-विश्वप्रार्थना	पाठीचा कणा मजबूत होतो.
समर्पण, शक्तिकर्षण, विस्तारण, सूर्यनमस्कार-विश्वप्रार्थना, शाबास	मज्जासंस्थेच्या स्वास्थ्यासाठी फायदेशीर
समर्पण, विस्तारण, सत्कृत्य सूर्यनमस्कार-विश्वप्रार्थना	मज्जासंस्थेच्या स्वास्थ्यासाठी फायदेशीर
स्थैर्य, संतुलन, सूर्यनमस्कार-विश्वप्रार्थना	शरीराचा तोल सांभाळण्याचे अवयवांचे कार्य सुधारते.
शक्तिकर्षण, विस्तारण ताजगी, स्नेह, अमृत क्रिया	श्वसनसंस्थेसाठी उपयुक्त
विस्तारण, सूर्यनमस्कार-विश्वप्रार्थना	रक्ताभिसरण सुधारते.
स्थैर्य, समर्पण, विस्तारण, सूर्यनमस्कार-विश्वप्रार्थना, अमृत क्रिया	पचनसंस्थेसाठी फायदेशीर
विस्तारण, आराम	शरीराचे शिथिलीकरण

॥संतुलन क्रियायोगाच्या अभ्यासाचा क्रम॥

१. प्रार्थना, २. स्थैर्य, ३. संतुलन, ४. समर्पण, ५. शक्तिकर्षण, ६. विस्तारण, ७. ताजगी, ८. सत्कृत्य, ९. स्नेह, १०. आराम, ११. विश्वप्रार्थना-सूर्यनमस्कार, १२. शाबास, १३. मानवता, १४. अमृत क्रिया, १५. स्वतःच्या आवश्यकतेनुसार आसने व प्राणायाम

- **संतुलन क्रिया व आसनांचा अभ्यास : ३० मिनिटे**
- **संतुलन भस्त्रिका व प्राणायामाचा अभ्यास : २० मिनिटे**

क्रिया, आसने, भस्त्रिका व प्राणायाम यांची निवड स्वतःच्या आवश्यकतेनुसार करता येते.

॥मान व पाठीच्या व्यायामासाठीचा क्रम॥

१. प्रार्थना, २. एसबीके (संतुलन भस्त्रिका क्रिया ३), ३. एसबीके (संतुलन भस्त्रिका क्रिया ४), ४. स्काय आसन क्र. १ स्थैर्य, ५. एसबीके (संतुलन भस्त्रिका क्रिया १०), ६. दळण, ७. जानुशीर्षासन किंवा उग्रासन, ८. स्कंधचक्र, ९. मणिबंधधृती किंवा हस्तताण, १०. ग्रीवासंचालन, ११. अर्धशलभासन किंवा शलभासन, १२. स्काय आसन क्र. ३ समर्पण, १३. स्काय आसन क्र. ४ शक्तिकर्षण, १४. मर्कटासन, १५. शवासन.

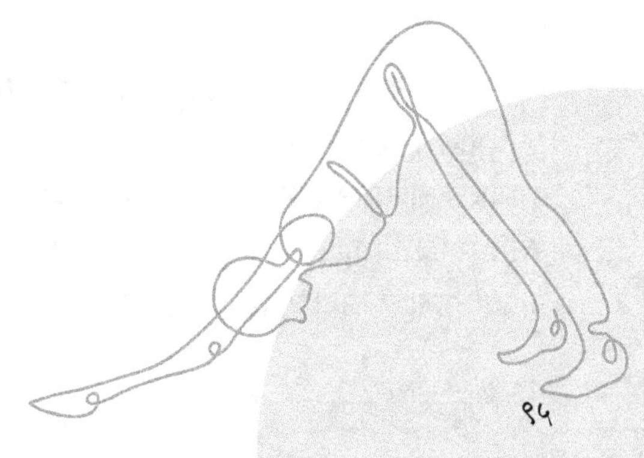

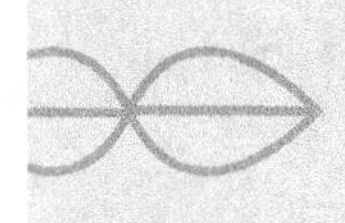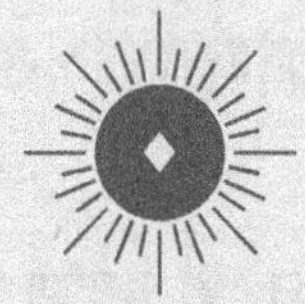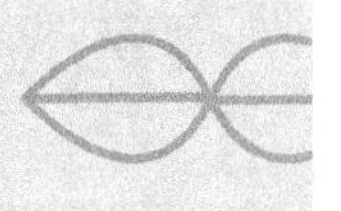

॥डॉ. श्री बालाजी तांबे यांची इतर प्रकाशने॥

■ **स्वास्थ्यसंगीत – सीडी**

संगीतातील विविध राग, ताल, मंत्र, शब्द, काव्य वगैरेंचा उपचारासाठी उपयोग करण्याबाबत श्रीगुरू डॉ. बालाजी तांबे यांच्या अनेक वर्षांच्या संशोधनावर आधारित स्वास्थ्यसंगीताच्या अनेक सीडीज् प्रकाशित झाल्या आहेत. अनेक प्रकारचे रोग, शरीरातील शक्तिकेंद्रे व अवयव यांच्यावर परिणाम साधणाऱ्या शास्त्रशुद्ध स्वास्थ्यसंगीताची यात रचना केली आहे. यात स्त्रीसंतुलनासाठी स्त्री संतुलन, गर्भसंस्कार, शांत झोपेसाठी योगनिद्रा, ध्यानधारणेसाठी संतुलन मेडिटेशन व लर्न टू मेडिटेट, समृद्धी, दुर्गा, श्री दत्तात्रेय, शिव द सुप्रीम कॉन्शसनेस, देवी चॅण्टस्, ॐकार गणेश अशा अनेक सीडींचा समावेश आहे. यातील अनेक सीडींचे प्रकाशन 'टाइम्स म्युझिक'ने केलेले आहे. यातील गर्भसंस्कार ही सीडी आजही 'फर्स्ट टेन बेस्ट सेलर'च्या यादीत आहे. या सीडीच्या दोन लाखांहून अधिक प्रती विकल्या गेल्या आहेत. गर्भवतीने गर्भारपणात नियमितपणे ही सीडी ऐकली तर गर्भाचा योग्य विकास, बौद्धिक वाढ तसेच गर्भाला व गर्भवतीला संरक्षण मिळून गर्भावर योग्य गर्भसंस्कार होण्यास मदत होते.

■ **आयुर्वेदीय गर्भसंस्कार (मराठी, गुजराती, इंग्रजी)**

बुद्धिमान व आरोग्यसंपन्न भावी पिढी निर्माण होण्यासाठी प्रत्येक दांपत्याने गर्भधारणेपूर्वीपासूनच काळजी घेणे आवश्यक असते. आयुर्वेदाद्वारे या सर्व गोष्टींचे उत्तम मार्गदर्शन होऊ शकते. गर्भसंस्कार, गर्भधारणा व लहान मुलांची काळजी या विषयांबद्दल आवश्यक असणाऱ्या सर्व गोष्टींचे मार्गदर्शन या पुस्तकात केलेले

आहे. गेल्या नऊ वर्षांत या पुस्तकाच्या ७२ आवृत्त्या निघाल्या असून ४,२५,०००पेक्षा अधिक प्रती विकल्या गेल्या आहेत. एवढ्या कमी कालावधीत अशा पुस्तकाच्या इतक्या प्रती विकल्या जाणे हा मराठी पुस्तकांच्या क्षेत्रातील विक्रम मानला जात आहे. वॉशिंग्टन येथील 'यू.ए.स लायब्ररी ऑफ काँग्रेस'ने आपल्या संग्रहासाठी या पुस्तकाची निवड केलेली आहे. अमेरिकेतील या सर्वांत जुन्या ग्रंथालयात जगभरातील निवडक पुस्तके संदर्भ ग्रंथ म्हणून ठेवलेली आहेत.

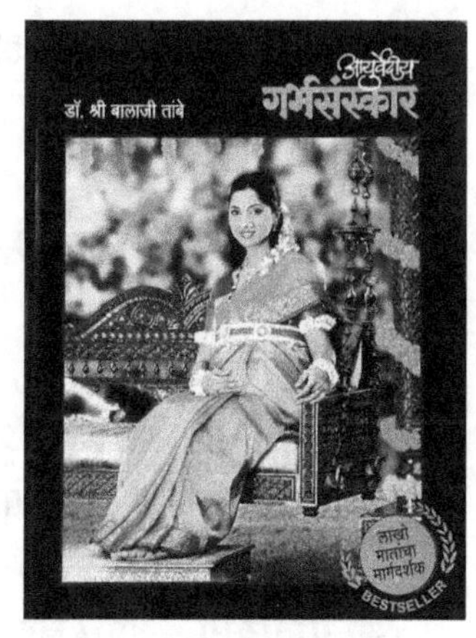

◾ चक्र सुदर्शन

आपल्या शरीरातील षट्चक्रे व त्या ठिकाणी असलेली तत्त्वे यांचे संतुलन होण्यासाठी षट्चक्रे त्यांच्या मूलतत्त्वांसह समजून घेणे आवश्यक असते. अशा तऱ्हेच्या उपासनेने शरीरस्थ षट्चक्रे संतुलित होऊन साधकाला सु-दर्शन होऊन मूलाधाराच्या ठिकाणी सुप्त अवस्थेत असलेली कुंडलिनी ऊर्ध्वगामी होऊन जिवा-शिवाचे मीलन होऊ शकते. हा अभ्यास व उपासना करण्यासंबंधीचा मार्गदर्शन या पुस्तकात आहे. शारीरिक व मानसिक आरोग्य मिळवण्यासाठी या अभ्यासाचा उपयोग होऊ शकतो. पुणे विद्यापीठाच्या 'संत नामदेव अध्यासना'तर्फे या पुस्तकास 'श्री स्वामी स्वरूपानंद पुरस्कार' देण्यात आला आहे.

◾ श्रीरामविश्वपंचायतन (मराठी व गुजराथी)

रामायण या आदिकाव्याचे चिंतन व्हावे, त्यात दडलेले सत्य उलगडता यावे, अंतर्मुखता वाढावी, अंतर्मनाने संदेश घ्यावेत अशा उद्देशाने गीतरामायणातील गीतांचा आधार घेऊन रामायणातील व्यक्तिमत्त्वांची उकल या पुस्तकात केलेली आहे. रामायणातील प्रत्येक व्यक्तिमत्त्वाला काही विशेष व सखोल अर्थ आहे. या अर्थापर्यंत पोहोचून आपली श्रीरामांशी म्हणजेच जाणिवेशी भेट होण्यासाठी या

पुस्तकातील विवेचनाचा फायदा होऊ शकतो. तसेच आधुनिक जीवनाच्या विविध प्रसंगांत मार्गदर्शन मिळू शकते.

■ फॅमिली डॉक्टर (मराठी)

महाराष्ट्रातील प्रसिद्ध दैनिक 'सकाळ'च्या शुक्रवारच्या अंकाबरोबर 'फॅमिली डॉक्टर' ही साप्ताहिक पुरवणी ऑक्टोबर २००३पासून प्रसिद्ध होत आहे. श्रीगुरू डॉ. बालाजी तांबे या पुरवणीचे प्रमुख सल्लागार व लेखक असून यात आजवर अनेक विषयांवर मार्गदर्शन केले गेले आहे.

■ श्री गीतायोग – शोध ब्रह्मविद्येचा अध्याय १ ते १५

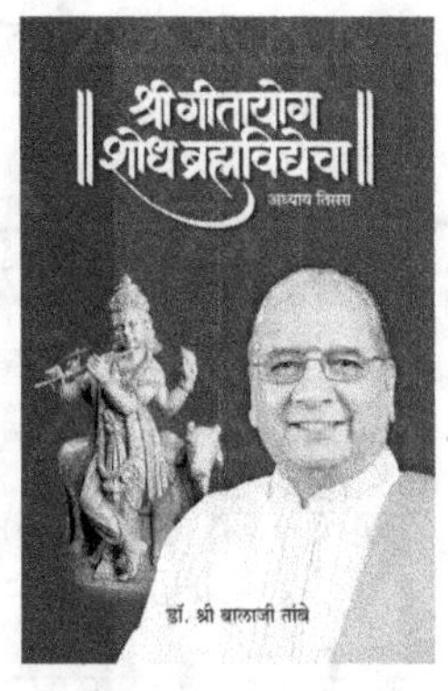

श्रीगुरू डॉ. बालाजी तांबे यांनी 'साम-मराठी' या वाहिनीवर 'श्री गीतायोग - व्हर्जन २०१०' या कार्यक्रमात एकविसाव्या शतकाचा संदर्भ ठेवून केलेल्या भगवद्‌गीतेच्या श्लोकांच्या विवेचनावर आधारित या पुस्तकाची मांडणी केलेली आहे. सध्याच्या तणावग्रस्त परिस्थितीत व मनःस्थितीत सुखशांती व अंतिम कल्याणाची विद्या देणारी 'ब्रह्मविद्या' या चिंतनातून आपल्यासमोर उलगडली जाते.

■ मंत्र आरोग्याचा व मंत्र जीवनाचा (मराठी)

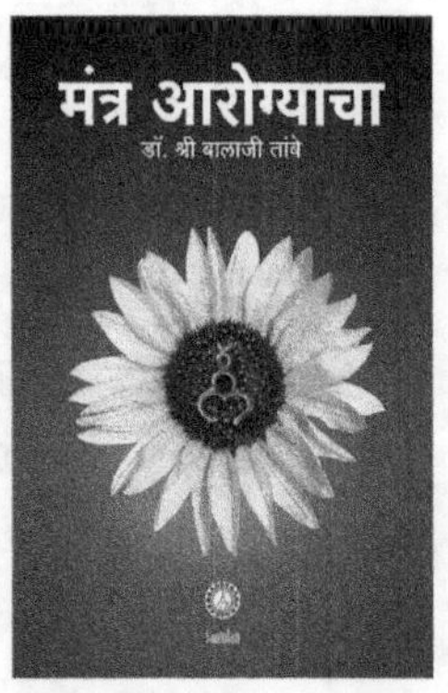

निरामय जीवन जगण्यासाठी आवश्यक असलेल्या ज्ञानाची उकल या दोन पुस्तकांतील लेखात हलक्या-फुलक्या पद्धतीने केलेली आहे. आयुर्वेदात असलेले ज्ञान सर्वसामान्यांना कळेल, उकलेल व आचरणात आणता येईल अशा तऱ्हेने यात अनेक विषय मांडण्यात आलेले आहेत. याचा उपयोग करून सर्वांना सुखी, समाधानी व स्वस्थ आयुष्याचा लाभ होऊ शकतो.

■ **आत्मसंतुलन एक्को मासिक (१९८६ पासून) (इंग्रजी व हिंदी एकत्र)**

आत्मसंतुलन व्हिलेज येथून दर महिन्याला प्रकाशित होणाऱ्या या मासिकात आयुर्वेद, अध्यात्म, आयुर्वेदिक वनस्पती, अन्नयोग, स्तोत्र अशा अनेक विषयांवर माहिती असते.

■ **Peacock Feathers - Book One: Yoga of Conflict, Book Two: Yoga of Knowledge and Logic**

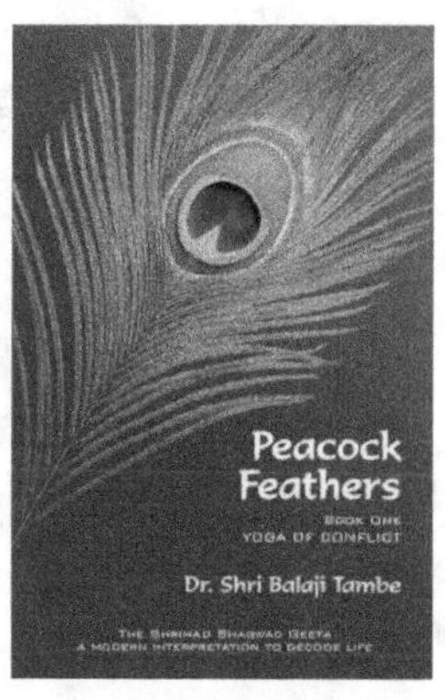

Yoga of Conflict is the first of a series of 18 books on the Shrimad Bhagawad Geeta. This book is the much awaited translation and updating from the book in Marathi, which is based on the TV show called Shri Geeta Yog Version 2011' on Saam TV. The book contains a verse by verse study of the Geeta interpreted for application in present times and situations. The advice that Lord Shri Krishna offers is for all times and all men. This nectar has been distilled and clarified by Dr. Shri Balaji Tambe in this imperative and engaging book.

■ **आरोग्य सुभाषित (मराठी) वीणा तांबे**

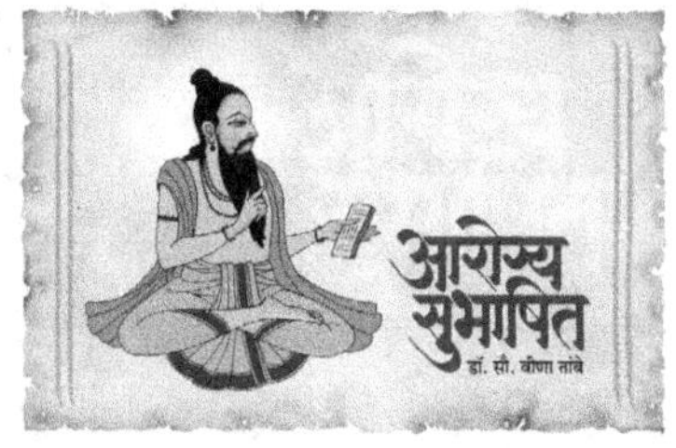

सहज पाठांतरासाठी व लक्षात राहण्यासारखे श्लोक. रोजच्या जीवनासाठी उपयोगी पडणारे नियम, तत्त्वे ज्या श्लोकांमध्ये समजावलेली आहेत अशा श्लोकांचा संग्रह, मूळचा संस्कृत श्लोक, अर्थ व विवरण यात समाविष्ट केलेले आहे.

■ **आयुर्वेद उवाच : भाग १ व २**

आयुर्वेदशास्त्रातील अनमोल माहितीच्या आधारे निरामय जीवन जगता यावे या हेतूने सर्वसामान्यांनाही समजेल व आचरणात आणता येईल अशी आयुर्वेदाची शास्त्रोक्त माहिती अत्यंत सोप्या भाषेत या दोन पुस्तकांत दिलेली आहे.

■ **आयुर्वेदिक घरगुती उपचार (मराठी)**

यात सर्दी, खोकला, अपचन, मलावरोध वगैरे साध्या साध्या तक्रारींवर घरगुती उपचार दिलेले आहेत. अशा तक्रारींपासून कायमची सुटका करून घेण्यासाठी प्रतिबंधात्मक व दीर्घकालीन उपचारही दिलेले आहेत.

■ **वातव्याधी**

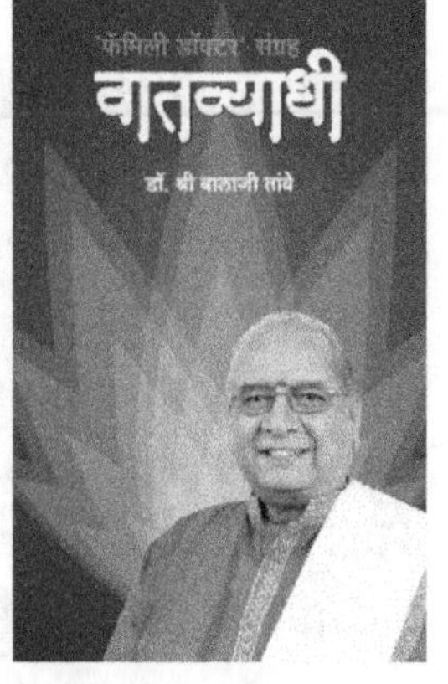

वाढत्या वयाबरोबर प्रकृतीमध्ये वातदोष उत्पन्न होऊ लागतो त्यामुळे अनेकांना वातविकारांना सामोरे जावे लागते, त्याचबरोबर वातदोषाचे असंतुलन होईल अशा आहार-विहारामुळेही वातदोष आणि वातविकार वाढतात. अशा दृष्टीने वातविकारांची संप्राप्ती, वातविकारांवरचे उपचार समजून घ्यावेत या दृष्टीने ही पुस्तिका. साधारणतः सर्व प्रकारच्या, परिचयाच्या व सर्वसामान्यपणे आढळणाऱ्या सर्व वातविकारांची माहिती व औषधोपचार या पुस्तिकेतून मिळू शकतील.

■ **श्री गीता टारो कार्ड तुमच्या प्रश्नांना भगवान श्रीकृष्णाची उत्तरे (६१ दैवी कार्डांचा संच) (इंग्रजी व मराठी)**

एका प्रश्नातून दुसरा प्रश्न उपस्थित करणाऱ्या यक्षप्रश्नांसारखे प्रश्न काही वेळा आपल्या आयुष्यात उभे राहतात. अशा प्रश्नांची उत्तरे सहसा चर्चेतून, चिंतनातून मिळत नाहीत. काही निर्णय घेण्यासाठी साहसाची गरज असते. अशा वेळेस जगनियंत्या परमेश्वराचा आधार घ्यावासा वाटतो; तो देणारी श्री गीता टारो कार्ईस, भगवद्‌गीतेमधील काही श्लोक या टारो कार्ईसवर मराठी आणि इंग्लिशमध्ये

अर्थासहित दिले आहेत; शिवाय 'हो' आणि 'नाही' अशी उत्तरेही दिली आहेत. आपल्या प्रश्नांना मार्गदर्शन करणारी ही कार्ड्स कशी वापरायची याच्या सूचनाही दिल्या आहेत.

The Untold Secrets of Life

In this amazing decoding of an important hymn of the Vedas by the Spiritual Master Dr. Shri Balaji Tambe the secret to your existence, and more importantly, your fulfillment, is revealed.

Success and happiness are dependent on your creativity. The formula of creativity is described in the process called Yadnya. The book answers the following questions - What makes things evolve? Can you consciously bring about a change in the way you think, behave and even digest food? Can you manufacture happiness just like any physical product through a technological process? Your body and mind

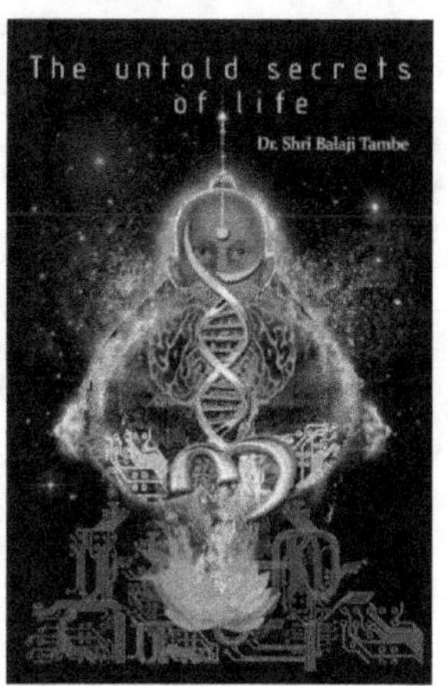

स्त्रीआरोग्य

स्त्रीच्या आरोग्याची काळजी म्हणजेच तिच्या भावनांची व मासिक धर्माची काळजी, त्या दृष्टीने प्रथमपासून असंतुलनापासून अर्थात रोगांपासून चार हात दूर राहता येते. स्त्रीने स्वतःची काळजी घेतली की तिच्यापासून होणारी संतती सुदृढ, सर्वसंपन्न व बुद्धिमान असू शकते. या विषयाची शास्त्रोक्त माहिती व स्त्रीचे आरोग्य व्यवस्थित राहण्यासाठी काय काळजी घ्यावी याची महिती या पुस्तकात आहे.

- **स्वास्थ्याचे २१ मंत्र : भाग १ (शरीरसंतुलनाचे १४ मंत्र)**

या पुस्तकात २१ मंत्रांपैकी पहिले १४ मंत्र सांगितलेले आहेत. स्वास्थ्याची व्याख्या करताना तान दोष, सात धातू, तीन मल, अग्नी अशा १४ गोष्टींचे संतुलन आयुर्वेदाला अपेक्षित आहे. या सर्वांची माहिती व ते आचरणात यावे म्हणून काय करावे याचा ऊहापोह या पुस्तकात केलेला आहे.

- **स्वास्थ्याचे २१ मंत्र : भाग २ (मनप्रसन्नतेचे ७)**

या पुस्तकात पुढचे सात महत्त्वाचे मुद्दे म्हणजे पाच इंद्रिये, मन व आत्मा सांगितले आहेत. यांच्या केवळ समत्वावर जोर न देता किंवा त्यांच्यावर अवलंबून न राहता त्यांच्या प्रसन्नतेची व्यवस्था करता आली तरच मनुष्याला आरोग्य मिळू शकेल, असे लक्षात घेऊन त्यादृष्टीने संपूर्ण आयुर्वेदीय आरोग्यविज्ञान विकसित केले. सर्वंकष स्वास्थ्याची कल्पना करताना शरीरामध्ये असलेली भौतिक इंद्रियांच्या कार्यासाठी आवश्यक असलेली पाच इंद्रिये, त्यांच्या मागे असलेली प्रेरणा, मन व आत्मा असे सात मंत्र सुद्धा जपासाठी आवश्यक असतात. या सात मंत्रांचा एकत्रित अभ्यास झाला की मानसिक व आत्मिक असे दोन्ही प्रकारचे आरोग्य मिळू शकते. यामुळे मनुष्य संपूर्ण आरोग्याचा अनुभव घेऊन प्रसन्नता अनुभवतो. ही प्रसन्नता म्हणजेच स्वातंत्र्य व मुक्ती. तेव्हा या सात मंत्रांचा विषय 'स्वास्थ्याचे २१ मंत्र - प्रसन्नतेसाठी' या दुसऱ्या पुस्तकात मांडण्याचा प्रयत्न केलेला आहे.

- **आत्मसंतुलन एक्को मासिक (1986 पासून) (इंग्रजी व हिंदी एकत्र)**

आत्मसंतुलन व्हिलेज येथून दर महिन्याला प्रकाशित होणाऱ्या या मासिकात आयुर्वेद, अध्यात्म, आयुर्वेदिक वनस्पती, अन्नयोग, स्तोत्र अशा अनेक विषयांवर माहिती असते.

- **स्वास्थ्यसंगीत – सीडीज्**

संगीतातील विविध राग, ताल, मंत्र, शब्द, काव्य वगैरेंचा उपचारासाठी उपयोग करण्याबाबत श्रीगुरू डॉ. बालाजी तांबे यांच्या अनेक वर्षांच्या संशोधनावर आधारित स्वास्थ्यसंगीताच्या अनेक सीडीज् प्रकाशित झाल्या आहेत. अनेक

प्रकारचे रोग, शरीरातील शक्तिकेंद्रे व अवयव यांच्यावर परिणाम साधणाऱ्या शास्त्रशुद्ध स्वास्थ्यसंगीताची यात रचना केली आहे. यात स्त्रीसंतुलनासाठी स्त्री संतुलन, गर्भसंस्कार, शांत झोपेसाठी योगनिद्रा, ध्यानधारणेसाठी संतुलन मेडिटेशन व लर्न टू मेडिटेट, समृद्धी, दुर्गा, श्री दत्तात्रेय, शिव - द सुप्रीम कॉन्शसनेस, देवी

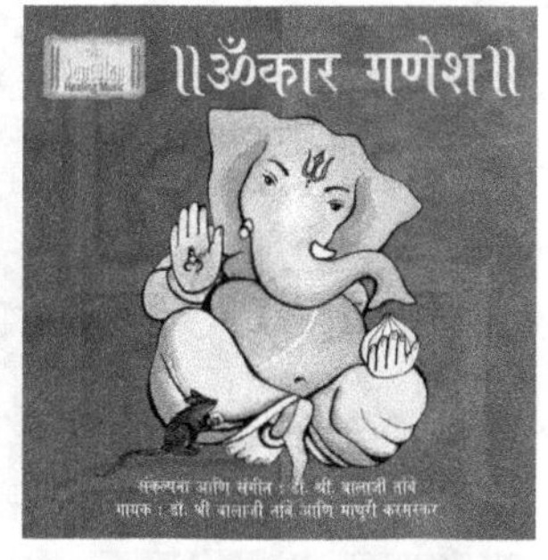

चॅण्टस्, ॐकार गणेश अशा अनेक सीडींचा समावेश आहे. यातील अनेक सीडींचे प्रकाशन 'टाइम्स म्युझिक'ने केलेले आहे. यातील गर्भसंस्कार ही सीडी आजही 'फर्स्ट टेन बेस्ट सेलर'च्या यादीत आहे.

■ इतर

आजपर्यंत अनेक टीव्ही वाहिन्यांवर डॉ. श्री बालाजी तांबे यांचे आयुर्वेद, संगीत वगैरे विषयांवर अनेक कार्यक्रम सादर झालेले आहेत.

'साम-मराठी' या वाहिनीवर डॉ. श्री बालाजी तांबे यांचे विविध कार्यक्रम सादर होत असतात. रोज सादर होणाऱ्या 'श्री गीतायोग' या कार्यक्रमात श्रीमद्भगवद्गीतेच्या श्लोकांवर विवेचन केले जाते. यात लोकाच्या अर्थाबरोबर आजच्या काळाला चपखल बसेल असा गूढार्थ समजावला जातो. आयुर्वेदाच्या मूळ सिद्धांताची माहिती देणारे तसेच आरोग्यविषयक प्रश्नोत्तरांचे कार्यक्रमही सादर होत असतात. देश-विदेशातील अनेक वृत्तपत्रांमध्ये व मासिकांमध्ये डॉ. श्री बालाजी तांबे यांचे योग, आयुर्वेद, ज्योतिष, स्वास्थ्यसंगीत, अध्यात्म अशा विविध विषयांवर लेख प्रसिद्ध होत असतात.

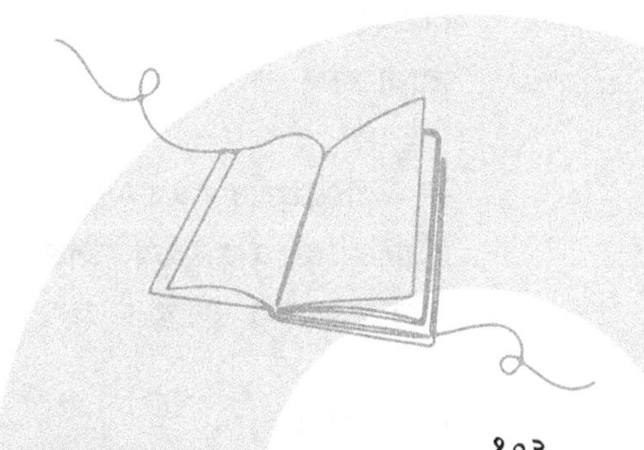

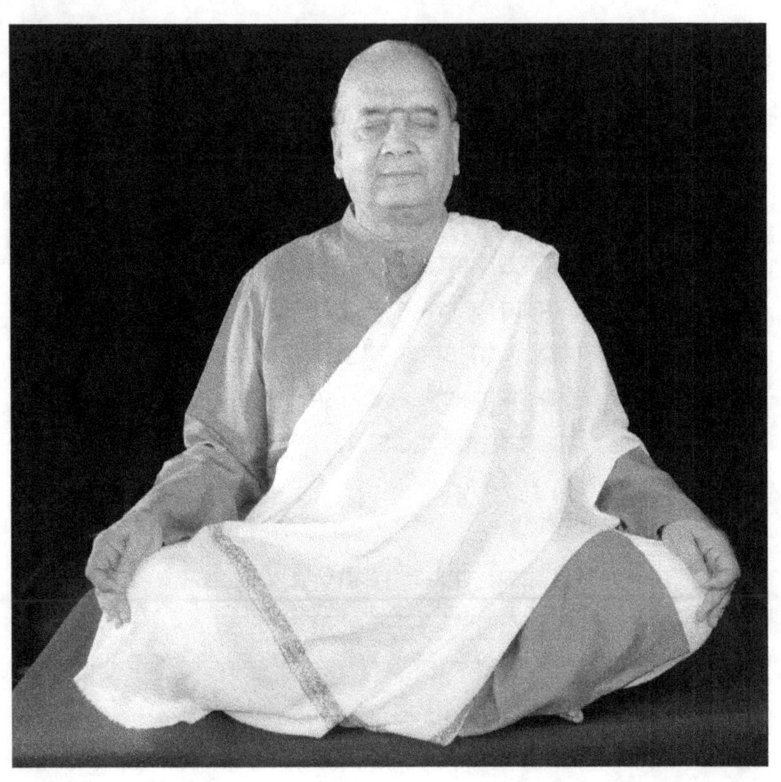

॥श्रीगुरू डॉ. बालाजी तांबे॥

- जगप्रसिद्ध आयुर्वेदाचार्य, आध्यात्मिक गुरू श्रीगुरू डॉ. बालाजी तांबे यांनी भारतीय परंपरा आणि वेद, आयुर्वेद, पुराणे, योग, ज्योतिष, संगीत याविषयांवर संशोधन करून जीवनाची विविध अंगे समृद्ध करण्यासाठी त्याचा उपयोग केला.

- १९४० मध्ये बडोदा येथे जन्मलेल्या श्रीगुरू डॉ. बालाजी तांबे यांनी मेकॅनिकल इंजिनिअरिंगचे व आयुर्वेदाचे शिक्षण पूर्ण केले. आयुर्वेदात सांगितल्याप्रमाणे, त्यांनी स्वतःच्या संशोधनाने व प्रयोगांनी सर्वंकष पंचकर्म उपचार पद्धतीचे

तंत्र पक्के करून गेल्या काही शतकांपासून लुप्त होत चाललेल्या परंपरांचे, आयुर्वेदिक पंचकर्मांचे पुनरुज्जीवन केले.

- संतुलन पंचकर्म उपचार पद्धतीत शरीरातील पाच तत्त्वांचे शुद्धीकरण योग, प्राणायाम, ध्यान आणि संगीतउपचार यांच्याशी जोडले.

- श्रीगुरू डॉ. बालाजी तांबे यांनी १९८२मध्ये कार्ला येथे शांत, स्वच्छ, आध्यात्मिक वातावरण असलेल्या 'आत्मसंतुलन व्हिलेज'ची स्थापना केली. आत्म्याचे संतुलन करणारी जीवनपद्धती त्यांनी विकसित केली. येथे त्यांनी स्थापन केलेले जगातील एकमेव ॐकाराचे मंदिर आहे. संतुलन क्रिया योग-योगाचा एक सोपा प्रकार आणि संतुलन ॐध्यान अंतर्ज्ञान 'अनलॉक' करण्यासाठी एक संक्षिप्त 'दैनिक ध्यान' कार्यक्रमाद्वारे भारतीय संस्कृतीचे 'डीकोडिंग' सगळ्यांसाठी उपलब्ध करून दिले.

- आत्मसंतुलनमध्ये FDA आणि GMP मान्यता प्राप्त दोन फार्मसी आहेत. जिथे २०० पेक्षा जास्त औषधे तयार केली जातात. क्लिनिक-कम-स्टोअर्स अशा स्वरूपात केंद्राची शाखा पुणे, कोल्हापूर, मुंबई, नाशिक आणि अहमदाबाद येथे आहे.

- श्रीगुरू डॉ. बालाजी तांबे यांनी १९९४मध्ये जर्मनीतल्या स्टुटगार्टजवळ ग्लायशेन येथे Aum- Kurzentrum हे आंतरराष्ट्रीय स्तरावरील पहिले आयुर्वेदिक केंद्र स्थापन केले. आयुर्वेदाच्या प्रचार, प्रसारासाठी गेली ४० वर्षे त्यांनी श्रीमद्भगवद्गीता रामायण, स्वास्थ्यसंगीत अशा अनेक विषयांवर भारतासह परदेशातही कार्यक्रम केले तसेच भारतातील आणि परदेशातील अनेक आघाडीच्या वृत्तपत्रे आणि नियतकालिकांतून नियमितपणे लेखन केले.

- 'साम मराठी' या वाहिनीवर श्री गीतयोग शोध ब्रह्मविद्येचा या कार्यक्रमात श्रीमद्भगवद्गीतेच्या श्लोकांचे निरूपण केले.

श्रीगुरू डॉ. बालाजी तांबे यांना आजवर मिळालेले देश-विदेशातील सन्मान

- २०२२ मध्ये भारत सरकारतर्फे 'पद्म श्री' पुरस्कार
- 'रेकग्निशन ऑफ एक्सलन्स इन हेल्थ' केअरसाठी 'आयएमएम'ची ट्रॉफी
- आयुर्वेदाची जपणूक आणि विकासासाठीचा 'प्रियदर्शनी पुरस्कार'
- पीईएस सोसायटीचा 'शंकरराव कानिटकर पुरस्कार'
- आयुर्वेदातील भरीव कार्यासाठी पुणे आणि पिंपरी
- महानगरपालिकेच्या महापौरांकडून मानपत्र
- श्री गजानन महाराज शिक्षक प्रसारक मंडळातर्फे 'सत्यशोधक समाजभूषण पुरस्कार', २००६
- 'तथागत आयुर्वेद रिसर्च फौंडेशन'तर्फे आयुर्वेद भूषण पुरस्कार
- आयुर्वेदातील भरीव कार्याबद्दल 'इंडो यूएस कॉन्क्लेव्ह' मध्ये पुरस्कार, २०११

* * *

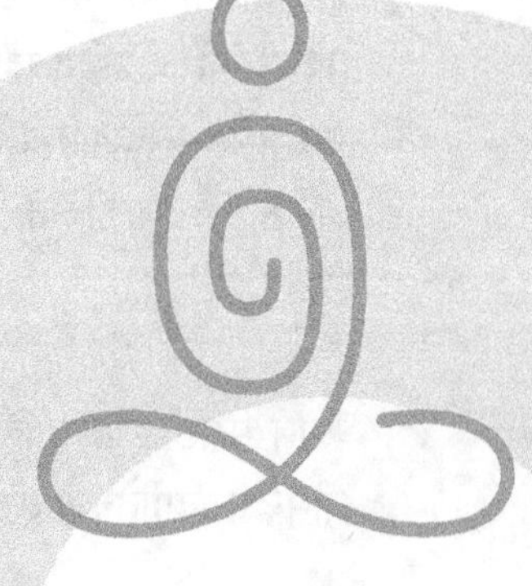